95個日常小習慣
穩定血糖 享受健康人生

血 糖 値 を 自 力 で 下 げ る や り 方 大 全

糖尿病專科醫師
市原由美江 著
陳怡君 譯

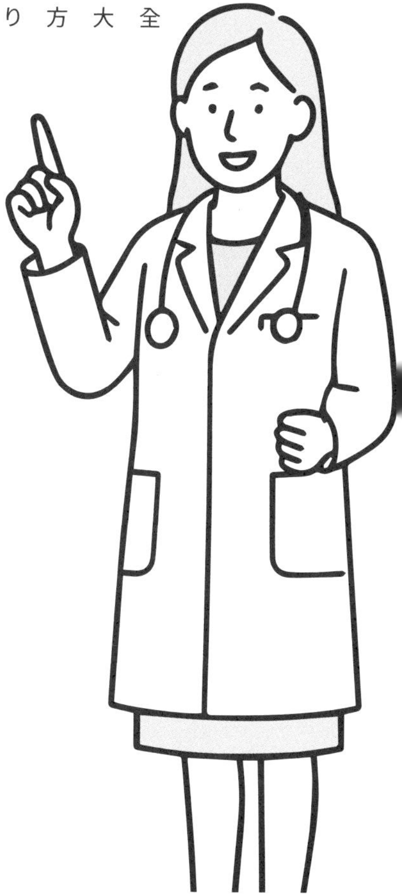

前言

我現在以專治糖尿病醫師的身分向大家進行降低血糖值的衛教。同時我自身也是糖尿病患者。在小學六年級，大約十一歲時我被診斷為第一型糖尿病，病歷有三十年，是大前輩。

對十一歲的我來說，罹患糖尿病是件非常悲傷且痛苦的事，只會帶給我一堆麻煩。不能隨意吃想吃的食物，一天要注射四次胰島素及測量血糖。最重要的是，來自周遭人的偏見和霸凌讓我很難受，糖尿病奪走了我光明燦爛的未來。

父母也因為我的疾病，花費了相當多的金錢及時間。多虧有補助，才不用支付龐大的醫療費，但定期回診、胰島素注射及血糖值測量都只能仰賴父母。

但是，第一型糖尿病也給了我新的夢想。

當時我的主治醫師是一位留著清爽包柏頭、總是面帶微笑的溫柔女醫師。她陪我一起與疾病奮鬥，是一位值得信賴的同伴，也是我憧憬的對象。我想成為像她一樣的人，我想幫助跟我一樣同為糖尿病患者的人。

如今，我成為醫師已有十五年了。

現在，我的患者有九成是第二型的糖尿病患者。

不管是第一型還是第二型，治療的目標都是「降低血糖」「不要引起併發症」「延長健康壽命」。因為我同時是患者也是醫師，也可以說是「夥伴」「同伴」，因此，我很重視與患者間的對話。

透過包含閒話家常在內的傾聽，可以得知患者們的工作、家庭成員、興趣等生活背景，從而了解比血液檢查等數值更深入的資訊。最重要的是，從與患者的對話中能發現到許多有助於降低血糖的關鍵。

這本書中，我總結了自己在長達三十年糖尿病經歷中的發現，「在日常生活中」透過「一些小技巧」就能「降低血糖」，以及作為糖尿病醫師，在看診過程中察覺到的「降低血糖的關鍵」。

內容資訊大多是適用於糖化血色素（HbA1c）*為七%、控制較良好的患者。如果你是屬於這一類患者，現階段應盡可能自行降低血糖值。如果是初期糖尿病患者，降低血糖值應該不會太困難。

此外，也可以減低併發症的風險。

糖尿病治療就是要享受生活、積極向前。

但是，治療糖尿病是有時限的。

僅靠飲食和運動改善血糖值只在初期有效。如果血糖值數年持續偏高，服藥的效果也會逐漸減弱。當藥物無效，最終就要靠注射胰島素治療。

*註：根據臺灣衛生福利部資訊，糖化血色素濃度反映一段時間（八-十二週）內血糖濃度的平均值，一般正常值在四・〇-五・六%之間；數值在五・七-六・四%之間，屬於偏高，有罹患糖尿病之風險；數值大於等於六・五%則確診為糖尿病。

雖然注射胰島素是有效的治療方式，但要耗費許多金錢，及大量的時間在注射、消毒和管理。

要不要試著在「日常生活中，花一點小工夫」來降低血糖值呢？

我衷心希望每一位認真面對血糖問題的人，都能過著充滿笑容的生活。同時，也希望大家瞭解，全世界有許多孩童，從嬰兒或是幼年開始，每天都要注射胰島素，與血糖值奮鬥。

滿懷愛意的獻給所有努力控制血糖的夥伴們

糖尿病專科醫師　市原由江美

目錄

第3章 降低血糖值的「運動法」和「生活習慣」

第4章 與降血糖「藥」的相處方法

第5章 與醫師正確的相處方法

第1章

血糖值升高的基本機制
及應對方法

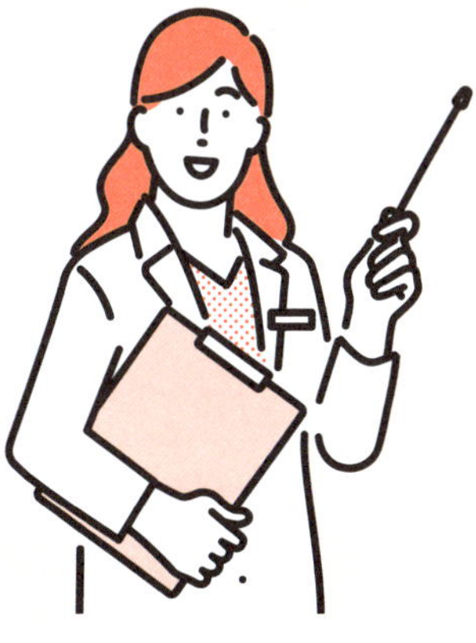

Hint 1

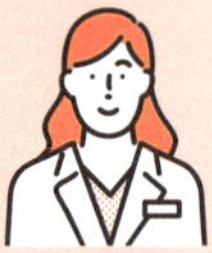

你知道糖尿病真正的恐怖之處嗎？

一旦罹患糖尿病，就會如同字面上所說，尿液裡有糖、尿是甜的。除了這個看似（？）輕鬆的資訊，我還要告訴你一個可怕的事實……。

如果對糖尿病置之不理，全身都會變殘破不堪，是一個非常可怕的疾病！

一旦罹患糖尿病，血液中的糖就會過多，變成「高血糖」的狀態。而且，血液中的糖會傷害血管，讓血管變得殘破不堪……像是橡膠軟管脆化而破裂、龜裂一樣。

血管失去彈性後，首先會造成營養無法傳輸至內臟器官、眼睛和皮膚組織。這個症狀最容易發生在最多細小血管的眼睛、腎臟及神經系統。「糖尿病視網膜病變」「糖尿病腎病變」「糖尿病神經病變」就被稱為糖尿病三大併發症（第十八頁）。

■ 不控制糖尿病就會變這樣！

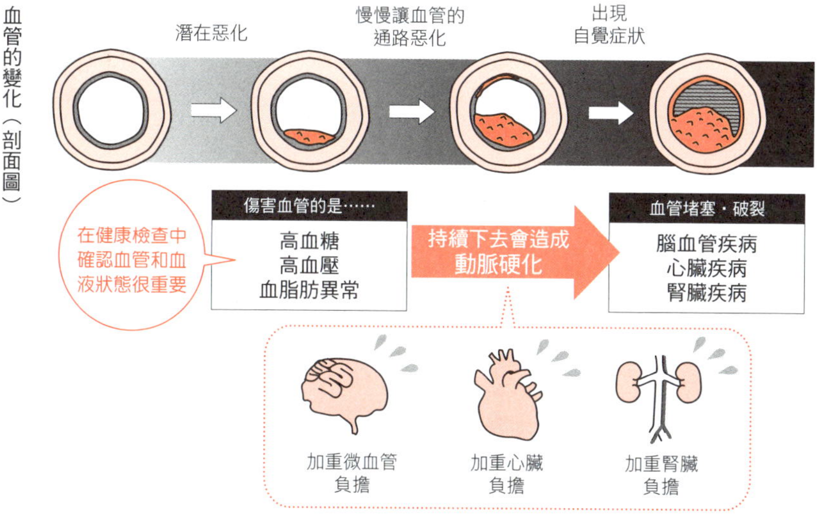

參考：奈良市網站 https://www.city.nara.lg.jp/site/otonanokenkou/10381.html

隨著糖尿病的惡化，動脈也會受到影響，出現動脈硬化。另外，糖尿病患者也容易出現高血壓、高血脂及肥胖，這些疾病都會加速動脈硬化（第一六四頁）。因此，罹患腦梗塞和腦出血等的腦血管疾病、心肌梗塞和狹心症等等的冠狀動脈疾病機率會增加。糖尿病會讓健康像多米諾骨牌一樣依序倒下，這就是這種疾病真正的恐怖之處。

重點整理

- 血液中過多的糖會傷害血管，也會損害有較多細小血管聚集的眼睛、腎臟及神經系統
- 糖尿病惡化會造成動脈硬化，增加罹患腦血管疾病和冠狀動脈疾病的機率

Hint 2

治療糖尿病的最大目的是避免引發三大併發症

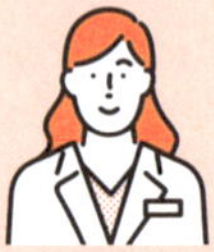

糖尿病真正的恐怖之處在於併發症。糖尿病被稱為「沉默的殺手」「沉默的疾病」，因為其初期幾乎沒有自覺症狀，即便聽了醫師說明也沒有實感，可是一旦置之不理或是沒有認真控制血糖，只要幾年或十年的時間，就會引發各種疾病。**其中最具代表性的就是「三大併發症」。****「三大併發症」是指「糖尿病神經病變」「糖尿病視網膜病變」「糖尿病腎病變」，而且會依序發病。**

「糖尿病神經病變」多是在血糖控制不佳的狀態下五年後出現。大致可分為感覺．運動神經病變和自律神經病變。感覺．運動神經病變的典型症狀就是雙腳腳底疼痛。主訴症狀常有「覺得被一層膜覆蓋著」「腳趾麻痺或冰冷」。脫水或畏寒引起的抽筋（痙攣）也是糖尿病神經病變的症狀之一。自律神經病變症狀的典型例子包含有：姿勢性低血壓（站立時頭暈）、排尿障礙、便秘或腹瀉，或者兩者交替發生，以及勃起功能障礙等。

糖尿病視網膜病變是一種眼睛的微細血管些微出血的疾病，會導致視線模糊、視力下降，最終失明。若突然改善血糖控制，可能會導致糖尿病視網膜病變惡化，因此須要配合眼部的狀態調整藥物。

糖尿病腎病變是腎絲球過濾率變差，導致血液無法順利過濾的疾病。為了防止老廢物質、毒素、多餘的水分及鹽分滯留在體內，最後須要進行血液透析（洗腎）。但**糖尿病醫師與內科醫師不同之處在於，我們會透過檢查、預防、治療來延緩開始血液透析的時間**。透過定期尿液檢查能及早發現糖尿病腎病變，並通過生活方式指導和藥物調整來改善病情。最近還出現了一些專門用於治療「第二型糖尿病併發的慢性腎臟病」的新藥，讓人充滿期待。

重點整理

- 糖尿病的可怕之處在於「三大併發症」的糖尿病神經病變、糖尿病視網膜病變、糖尿病腎病變
- 「三大併發症」會依造糖尿病神經病變→糖尿病視網膜病變→糖尿病腎病變的順序發生

Hint 3

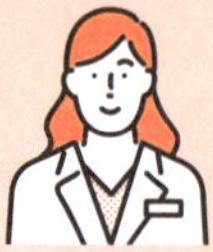

放棄沒好處！早期發現、早期治療之所以重要的真正原因

被醫師說「你是糖尿病預備軍」或「你有糖尿病」的人，請定期去醫院做檢查。即便沒有症狀，也請不要置之不理。

事實上，在去醫院接受檢查或治療的糖尿病患者（糖尿病預備軍）中，也有因為工作或家中事務很忙，又或是覺得很麻煩而不去看診的。但是，這些患者容易一個不注意就讓血糖值變高，導致出現以下的症狀而來就醫。

①有倦怠感和尿多喝多的症狀

②視力突然變差或腿部腫脹

③發生心肌梗塞或腦梗塞等等的血管病變

不管是哪個都已經是相當嚴重的狀態了。

若能在變嚴重之前定期接受檢查，結果可能會大相逕庭。

血糖值偏高是因為胰臟功能下降。原因有很多，例如胰臟無法在適當的時間點或分泌適量的胰島素。但可以確定的一點是，胰臟無法有效處理胰島素。胰臟經過數年的過度運作後，最終達到極限，這就是血糖值升高的原因。發現血糖值偏高時，胰臟已經疲憊不堪了。為了恢復胰臟的功能，必須儘早透過飲食控制和運動來降低血糖。

重點整理

- 若對糖尿病置之不理，可能會出現嚴重的併發症，導致要緊急送醫
- 要儘早透過飲食控制和運動來降低血糖

Hint 4

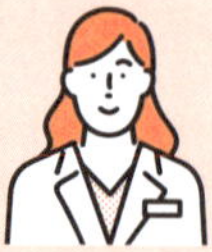

日本男性容易得糖尿病？女性更年期時要注意！

性別包括生物性別（sex）和社會．文化性別（gender）。在此先談論生物性別與糖尿病。在日本，罹患第二型糖尿病的患者有明顯的男女差異。糖尿病發病率的男女比為一：〇・四～〇・六*[1]。也就是說，日本男性比女性更容易罹患糖尿病（但在第一型糖尿病中，無論哪個年齡階段，女性的比例都高於男性）。

日本人的基因容易導致肥胖，因此也容易罹患糖尿病*[2]。在日本幾乎看不到因過度肥胖而無法行走的人。這是因為身體通常會在到達那種程度前就發出警告，並導致罹患糖尿病等各式各樣的生活習慣病，甚至更進一步變成腦梗塞或心肌梗塞。

那麼，同樣是日本人，為什麼會有男女差呢？

關鍵在於女性荷爾蒙的「雌激素」。雌激素有提高胰島素降低血糖的效果。

但是，女性在五十歲左右進入更年期後，雌激素的分泌會減少，危機也會隨之而來。雌激素減少會使胰島素作用變弱，導致血糖值升高，增加罹患糖尿病的風險。此外，因為促進內臟脂肪代謝的雌激素減少，導致容易堆積內臟脂肪，這也會提高罹患糖尿病的風險。

另一方面，男性在五十歲前後，也就是女性更年期的年齡，是忙於工作和應酬的時期，基礎代謝會大幅下降。

所以五十歲前後的男女都要注意。

重點整理

- 在日本，第二型糖尿病的男女發病比率是一：〇．四～〇．六，男性比例較高
- 女性在更年期後雌激素減少，罹患糖尿病的機率會增高

＊註1：依據社團法人中華民國糖尿病衛教學會資料顯示，男性糖尿病發生率較女性發生率高出二〇～二十五%。

＊註2：由於亞洲人的體型較小，胰臟相對也小一些，使得我們的胰島β細胞的分泌功能較差，血糖控制功能相對不佳。加上東西方飲食習慣的差異，致使亞洲人的飯後血糖較難控制。

Hint 5

壽命和糖尿病間的關係「減壽十年」是真的……

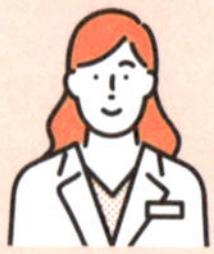

日本的「糖尿病死因調查委員」（日本糖尿病學會）目前彙整了二〇一一年至二〇二〇年這十年間「日本糖尿病患者死亡原因的問卷調查」的統計結果。雖然離發布最終結果還很遠，但根據現在的最新報告，**日本糖尿病患者的平均壽命比普通人「少十年」，這是不爭的事實**。

糖尿病會併發各種各樣的疾病。從患者的死因來看，併發疾病是主要原因。第一名是惡性腫瘤（癌症）的三八・三％、第二名為感染症一七・〇％、第三名是血管疾病（腦血管疾病、缺血性心臟病（冠狀動脈心臟病）、慢性腎衰竭）的一四・九％。在血管疾病中，腦血管疾病占六・六％、缺血性心臟病為四・八％、腎衰竭則為三・五％。

聽到這些大家可能會嚇一大跳。然而，日本在二戰後，國民的平均壽命不斷延長，已經成為世界長壽國家之一。與此同時，糖尿病患者的平均壽命也有延長。與三十年前的同項調查相比，男性糖尿病患者的平均壽命延長了八·三年、女性延長了一〇·二年。而且，日本糖尿病患者的壽命與日本人整體平均壽命之間的差距正逐漸縮小。從結果來看，認為「得了糖尿病就一定活不了太久～」就放棄未免為時過早。

那麼，為什麼壽命會延長呢？那是因為健康檢查的普及能夠及早發現·及早治療，每個人在飲食療法和運動療法等自我管理方面也付出了努力，而醫療的進步也起到了功效。**而且這項調查結果只是「平均」數字，存在個人差異。也就是說，如果能好好進行血糖控制等自我管理，就可以活得比平均壽命更長。**反之亦然，如果多年來血糖控制不佳，就可能會出現各種併發症，甚至危及性命。

一個人能活多久都取決於自己，醫師能做的事只有協助病患而已。讓我們一起攜手合作，即便罹患了糖尿病這種慢性疾病，也要好好照顧自己的健康並延長壽命（第六十頁）。

重點整理

- 日本的糖尿病患者平均壽命，確實比一般人短大約十年
- 與三十年前相比，男性的壽命延長八·三年，女性延長十·二年，未來仍然充滿希望

Hint 6

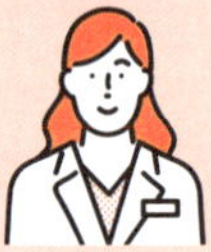

忙碌的人要注意！壓力會造成血糖值上升

有種說法是「壓力肥」，這指的是壓力會導致肥胖及高血糖。過度的壓力會擾亂各種重要的荷爾蒙分泌、活絡交感神經，並使胰島素反調節激素的皮質醇過度分泌。皮質醇是一種會引起胰島素阻抗的激素（即使胰島素呼喚細胞吸收血糖，細胞也反應遲鈍且無法充分發揮作用），因此會導致血糖值上升。

而且許多糖尿病患者會因壓力而導致暴飲暴食。壓力刺激會傳遞到大腦的下視丘。下視丘是維持生命的重要場所，負責調節自律神經（交感神經和副交感神經）、內分泌系統的荷爾蒙調節、全身的代謝、器官運作等等。下視丘中也有攝食調控中樞（感覺到肚子餓）與飢餓及飽足中樞（感覺到肚子飽了），負責調節食慾。**過度的壓力會影響下視丘的食慾調節，導致食慾增加，進而引發暴食。**

但是，為什麼糖尿病患者明知道暴飲暴食對身體會造成不良影響卻還是這麼做呢？

事實上，吃甜食及垃圾食品和其他高糖、高脂肪的東西時，大腦會分泌多巴胺這個快樂荷爾蒙，帶來幸福感。這種幸福感會令人上癮，進而形成對甜食的上癮……。

另一方面，一旦吃太多高脂肪的食物，抑制食慾的荷爾蒙瘦素在下視丘就難以發揮作用，出現瘦素抗阻，進而讓人更渴望脂肪。壓力不僅會像這樣引起胰島素抵抗，還會促進食慾增加，導致血糖值上升，加速肥胖。

雖然最好的辦法是解決壓力的來源，但在現代社會中這並不容易。我們可以透過培養興趣愛好，例如閱讀、看劇、運動流汗、散步等方式，找到「樂趣」以忘記壓力，又或者可以是和其他人聊天、一起出遊，參與不同的社群。有時也可以尋求心理諮商等專業人士的協助。

重點整理

- 過度的壓力不只會導致肥胖，還會使血糖值上升、荷爾蒙紊亂
- 甜點和垃圾食物會產生短暫的幸福感，但要注意不要過度上癮

Hint 7

因為個性而有不同？「適合你的血糖控制方法」是什麼？

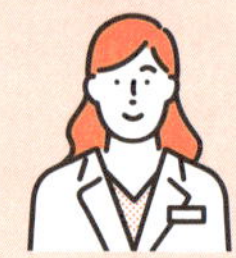

我認為糖尿病治療應該要根據每個人的個性來量身打造。或許這是因為我自己與大家一樣都是「患者之一」，既然須要終生面對血糖管理，就會想要找到適合自己的方法。

因此，我依據不同個性設計出各自適合的血糖控制法。

①短期集中型：想立刻看到結果、「急性子」類型的人，往往容易因為過度節食而造成反彈。我相信這類人會努力運動，因此我更想強調**「睡眠的重要性」**（第一六〇頁）。改善生活習慣不僅僅是飲食與運動，休息也同樣重要。正如俗話說「幸運是邊睡邊等」（只要靜靜等待，幸福自然會來），有時「血糖控制也是睡著等待結果」。

②數據派：對於對醫師及營養師的指導感到厭煩，並且喜歡網路及雜誌的數據派來說，**「圖表**

化體重日記」（第一六二頁）是最適合的選擇。每天記錄飲食及體重的變化，晚上一個人開檢討會，朝著更好的明天努力。有句話是「禍從口出」，但在血糖控制時應該要避免「禍從甜點出」。

③隨便派：容易忘記回診和服藥，且只會隨興自我管理的人就很適合**「第二餐效應」**（第一三〇頁）。這個方法簡單就能施行。早餐可以選納豆飯或吐司加上豆漿等簡單又不費工夫的食物。當然還是不建議把醫師的話當「耳邊風」，但至少早餐可以選擇「萬事靠豆腐」……開玩笑的啦。

④懶散型人：充分咀嚼、緩慢進食很重要。切勿在餐後就當「沙發馬鈴薯」。即使是邊看電視也可以試著做些**輕度的深蹲或踮腳尖運動**（第一五二頁）。俗話說：「石橋要敲著過」（小心謹慎、步步為營），在用餐之後也要進行輕度運動來燃燒卡路里。

重點整理

- 請試著從本書中找到適合自己的血糖控制建議
- 血糖控制應該要不時修正，並以輕鬆、可持續保持的方式執行

Hint 8

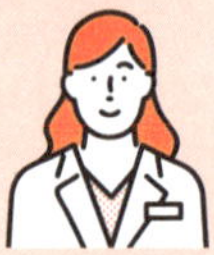

癌症風險最高約兩倍！恐怖的不只有併發症

在日本，糖尿病患者的死因排名第一是「癌症」。整體日本人口死因第一名也是「癌症」，所以如果僅看這個「第一名」，表面上似乎相同，但實際上並非如此！糖尿病患者「更容易罹患癌症」，其風險最高可達兩倍！

日本糖尿病學會和日本癌症學會在二〇一三年共同發表的「糖尿病和癌症相關報告書」中指出，**日本糖尿病患者罹癌風險相比非糖尿病患者，無論男女都增加了「一・一九倍」**。這是一項涉及三十三萬人參與的超大型調查得出的結果，具高度可信的數據。從癌症的種類來看，最顯著增加的是「肝癌」，達一・九七倍；「胰臟癌」為一・八五倍；「結腸癌（大腸癌）」為一・四〇倍。

為什麼糖尿病患者罹癌的風險這麼高呢？當降低血糖值的胰島素效果變差後，身體會透過增加分泌胰島素來補充，但一般認為，血液中的胰島素過多會提高罹患癌症的風險（但胰島素注射並不會提高罹癌風險）。

另外，高血糖會導致活性氧過度，進而損壞身體，也有假設認為，第二型糖尿病患者的慢性發炎症會增加罹癌的風險。

糖尿病患者和癌症的發病有許多共同的風險因素，例如年紀增長、肥胖、飲食不均衡、吸菸、飲酒和壓力等。換句話說，如果透過飲食和運動保持良好的血糖控制，並適當紓解壓力，戒菸和少喝酒，保持健康的生活方式，就能抑制罹癌的風險。

對糖尿病患者而言，定期回診接受血液檢查、影像檢查，可以提早發現癌症。對健康上有擔憂或有出現變化，也能更容易諮詢醫師。然而並非所有癌症都能被主治醫師提早發現，因此糖尿病患者除了定期回診，也要定期接受癌症篩檢。

重點整理

- 糖尿病患者的罹癌風險，約是非糖尿病患者的兩倍
- 血糖控制良好的生活方式可以降低罹癌的風險

Hint 9

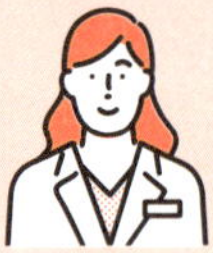

飯後一小時用血糖機測量血糖吧

血糖測量器使用穿刺器具從指尖採取極少量（約為米粒一半）的血液來測量血糖值。現在，也有不用採血（無針式）的便利型傳感器，將手機靠近手臂上的小型感測器，就能測量血糖值，並且能記錄、繪製出兩週的血糖圖表。雖然血壓測量器在公立體育館、健身房和購物中心等地都很常見，但血糖測量器卻沒有這麼普及（在美國等國家，血糖自我測量較為普及）。**對於有第二型糖尿病家族史、肥胖或曾患妊娠糖尿病（糖尿病風險約為七倍）等高風險人群來說，日常自行測量血糖值對預防糖尿病相當重要。**

即便健康檢查和醫院的糖化血色素檢測結果正常，仍有很多人有餐後高血糖的情況。餐後一小時的血糖值（從開始吃飯後一小時）能反映出糖尿病的潛在徵兆。一般而言，餐後血糖值不應超過一四〇mg／dl。如果是高風險族群，血糖值接近或超過這項數值時，應該重新檢視

■ 在家自己測血糖值

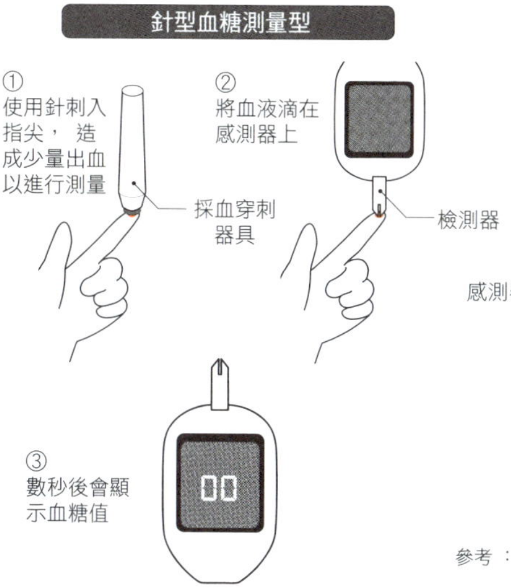

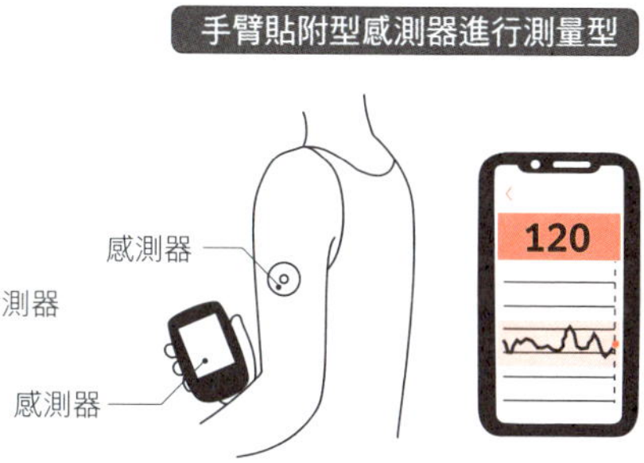

將感測器貼在上手臂時，可以無痛且測量連續 24 小時、長達兩週的皮下組織中的葡萄糖變化。安裝相對應的應用程式，就能使用手機進行測量

參考：https://www.jfmda.gr.jp/kikaku/10/2.html https://nakanohashi.jp/SMBG.html

自己的飲食內容和進食速度，並向醫師諮詢。

血糖測量器、測量用芯片和手臂貼附感測器通常要自費購買，一般可以在醫院或藥局買到。各位要不要嘗試養成更輕鬆測量血糖的習慣呢？

重點整理

- 測量餐後血糖值有助於早期發現和治療糖尿病
- 血糖測量器如果是腕部貼附型的感測器，則輕巧又方便

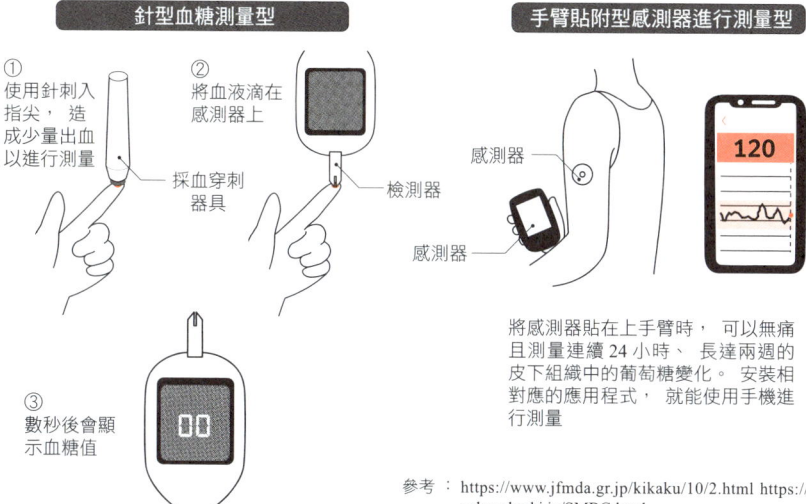

Hint 10

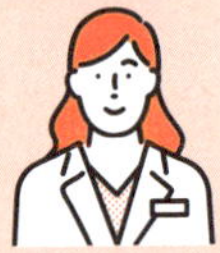

將人們從「絕症」中拯救出來的胰島素注射器和針頭都經歷了大進化

發現胰島素與青黴素被譽為「二十世紀最偉大的醫學發現」，其應用在糖尿病患者的治療上進展異常迅速。此外，發現胰島素的人也以罕見的速度獲得了諾貝爾獎。胰島素於一九二一年被發現，至今已有約一百年的歷史。透過對狗進行實驗，加拿大的研究人員發現，從胰臟提取的物質（即胰島素）能降低血糖，並於翌年開始為糖尿病患者注射胰島素進行治療。

最初胰島素是從牛或豬的胰臟中提取，但因含有大量雜質，常引發過敏反應等問題。**然而，到了一九八〇年代，成功合成了人工胰島素，胰島素治療因而取得了重大進展。糖尿病曾一度被稱為「絕症」，但透過胰島素注射，如今已成為可治療的疾病。**進入一九九〇年代後，胰島素的技術革新不斷發展，現在已出現效力持續約兩天的長效型胰島素，以及被稱為超速效型的胰島素，大幅改善了糖尿病患者的生活品質。

我注射胰島素約三十年，深刻體會到注射設備的進步。**如今，主流的胰島素注射裝置是一次性的筆型注射器，操作方便，注射針的長度最短僅三毫米，針的外徑細至〇．一八毫米，極為纖細。**而我小時候使用的是將胰島素藥劑裝入筆型注射器的「卡匣式」裝置，針是一次性使用的，長度有八毫米，外徑達〇．三毫米。與現在的針相比，那時的針又長又粗，注射起來非常痛！

更早期，胰島素注射剛開始應用於醫療時，用的是須要煮沸消毒的玻璃注射器和粗大的針，據說那時的注射更疼且更令人感到恐懼。

為了減輕注射疼痛，注射針歷經了驚人的技術進步，真的非常了不起！

重點整理

- 胰島素的發現（約一百年前）讓糖尿病不再是「絕症」
- 不僅胰島素本身，注射器和針頭也經歷了重大革新，極大減輕了注射時的疼痛

Hint 11

糖尿病容易引起失智症

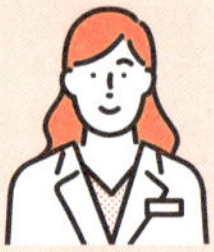

各位知道糖尿病患者也容易罹患失智症嗎？

失智症就是認知機能，也就是理解及記憶能力退化的疾病，有各種種類，最常見的是阿茲海默型失智症。糖尿病患者患上失智症的機率是普通人的一．五倍，而排名第二的血管性失智症則高達二．五倍。而且一旦糖尿病患者罹患失智症，可能會面臨難以進行胰島素注射或按時服藥的情況，甚至連飲食控制和運動等日常生活管理都會變得很困難，導致病情惡化。也就是說，**糖尿病會誘發失智症，而失智症會使糖尿病加劇**，形成一個惡性循環。

為什麼糖尿病容易誘發失智症呢？血管性失智症的發生主因是由高血糖引起的動脈硬化進一步惡化，導致腦梗塞或腦出血等血管損傷。即使沒有明顯的腦梗塞症狀，也可能因為微小的隱性腦梗塞而引發。另一方面，阿茲海默症型失智症的形成則是因為一種名為β-類澱粉蛋白的蛋白質在大腦中堆積。一般情況下，胰島素分解酶負責分解這些β-類澱粉蛋白。然而，糖尿病患者因為胰島素抵抗而導致高胰島素血症，進而導致胰島素分解酶不足，無法有效分解β-類澱粉蛋白，這被認為是阿茲海默症型失智症的發病機制。

換言之，**對健康的人來說，預防糖尿病就是預防失智症。而對糖尿病患者而言，努力控制血糖對於降低罹患失智症的風險相當重要**。為了預防動脈硬化，還須要控制高血壓和脂質異常等相關疾病。此外，減少飲酒和吸煙、享受生活、積極參與社交活動等也非常重要。

雖然常聽說魚類中的脂肪酸（DHA、EPA）可以預防失智症，但其是否有直接影響失智症的發病尚未完全明確。不過，由於它們能降低中性脂肪並保護血管，有助於預防動脈硬化，因此在預防失智症上備受期待。

重點整理

- 糖尿病會增加罹患失智症的風險，而失智症會使糖尿病的自我管理更加困難，進而導致病情惡化
- 糖尿病患者努力進行血糖控制就是預防失智症的重要管理

Hint 12

除了抽菸，二手菸、電子菸也會提高罹患併發症的風險！

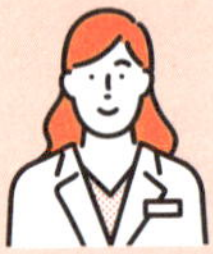

香煙是致癌物質的寶庫，還會加速動脈硬化，同時也是導致糖尿病、高血壓、癌症、中風、牙周病等多種疾病的重要危險因子，對健康毫無益處！

吸煙會刺激交感神經並提高胰島素抵抗，導致血糖值更容易上升。但問題不僅如此！吸煙還會增加罹患腦梗塞、心肌梗塞等可怕疾病，甚至使罹患糖尿病腎病變的風險提高兩倍。

此外，香菸中含有尼古丁、焦油等多種有害物質，吸二手煙時也會暴露在這些有害物質之中。這些有害物質不僅會引起與糖尿病相關的血糖上升、增加糖尿病腎病變的風險，還會提高罹患前述多種疾病的風險。因此，不僅是吸煙者本人須要戒煙，身邊的人也要一同戒煙，這樣才能更加安心。

而且，為了健康而改使用加熱式菸草的人，雖然行為值得肯定，但不妨更進一步，減少吸煙次數，最終徹底戒煙，實現「無煙生活」吧！

菸草或其加工產品用電加熱並產生出蒸氣來的被稱為「加熱式煙草」。而不使用煙草葉，僅加熱帶有香味的液體，並吸入其蒸氣的則被稱為「電子煙」。

加熱式煙草的蒸氣中，包含煙草葉中的尼古丁以及致癌化學物質。而電子煙雖未使用煙草葉，但其液體中大多仍含有尼古丁。這代表，無論是加熱式煙草還是電子煙，都可能含有有害物質，對健康的風險不容忽視。

許多人自豪地說：「我戒掉了傳統香煙，改用加熱式煙草（或電子煙）！」但遺憾的是，目前關於這類產品對健康影響的長期數據仍不明確……這種改變是否對健康有益，尚未有確切的證據，只能期待有好的結果*。

重點整理

- 吸煙會增加糖尿病的發病風險，且糖尿病併發症的風險會提高至兩倍
- 加熱式煙草與電子煙的健康風險尚不明確。這是一個戒菸的好機會！

*註：二〇一八年歐盟市售電子煙的研究發現一百七十一種化學物質，其中四十一種為有害物質：尼古丁、甲醛、乙醛、亞硝胺、重金屬、多環芳香烴（PAH）、揮發性有機化合物（VOC）。二〇二一年最新研究更是發現有一千零六十四種化學物質，其中一百六十四種有害。

Hint 13

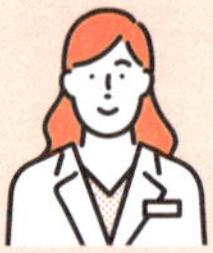

成人也會罹患第一型，第二型不僅是由肥胖所引起

糖尿病有分為第一型及第二型。我罹患的第一型糖尿病占全體糖尿病患者的五％，非常的少；第二型糖尿病是最多的。希望大家能深入了解其各自的特徵。

【第一型糖尿病】為自體免疫疾病，胰臟中分泌胰島素的β細胞被自身的免疫細胞破壞，導致無法製造胰島素而發病。此病與生活習慣無關。由於胰島素缺乏會引起嚴重的高血糖，為了維持生命，必須透過胰島素注射來治療。大多數情況下發病於兒童時期，但也可能在成人時期發病。兒童病患的男女比例為一：二，女性患者較多也是一個特徵。每天至少須要注射胰島素四次，甚至在加餐時也要。**這種治療方法被稱為碳水化合物計數法，根據攝入的糖分量來調整胰島素注射的劑量，但也常發生因為胰島素效**

果太好而造成低血糖。血糖控制非常困難，患者們都為此困擾。不過，近年來出現了具備人工智慧功能的胰島素幫浦，可自動注射胰島素，大幅提高了治療的便利性，患者的生活品質也因此得到了改善。未來，還能期待利用 iPS 細胞等技術製造 β 細胞並進行移植的再生醫療。

【第二型糖尿病】 第二型糖尿病的發病受環境因素（如暴飲暴食、運動不足、肥胖、壓力）和遺傳因素（如雙親、祖父母或兄弟姊妹有糖尿病病史）的影響。日本人因遺傳因素，胰島素分泌本就較少，再加上暴飲暴食、運動不足等不良生活習慣導致的肥胖，進一步就會引發胰島素抵抗，最終導致胰島素相對不足。**據估計，日本二型糖尿病患者加上高風險人群的總數已超過兩千萬人，已經被視為國民病。**男性患者從四十歲左右開始增多，而女性則在更年期後容易罹患。此外，如果妊娠期間被診斷出有妊娠糖尿病，之後發展為二型糖尿病的風險會增加約七倍，須要特別注意。

重點整理

- 因胰臟無法製造胰島素而導致的一型糖尿病，也有發生在成年人身上的情況
- 包括高風險族群在內，日本的二型糖尿病患者總數超過兩千萬，已經是國民病的程度

Hint 14

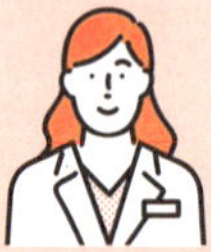

不要忽視初期徵兆！早期第二型糖尿病的症狀

初期糖尿病並沒有自覺症狀，但請不要忽視初期的徵兆，請務必諮詢醫師。「早期發現、早期治療」的重要性對糖尿病治療來說很重要。

第二型糖尿病初期常見的症狀有口渴、頻尿、疲倦感、飯後嗜睡、腳麻木、視力模糊、體重減輕等，這些可能已經廣為人知。

因此，這次將介紹**飯後容易被忽視的徵兆**。

使否有人會在用餐後感到有空腹感、手抖、冒冷汗、頭痛或疲倦呢？或是飯後容易情緒激動、煩躁及注意力下降，與平時精神狀態有所不同呢？請不要擅自認為那只是「吃太多了吧？」而忽視這些徵兆。

這有可能是稱為**「反應性低血糖」**的第二型糖尿病初期症狀。

「反應性低血糖」是指在進食後血糖迅速飆升，超過了正常範圍的上限。為了迅速處理這個情況，胰臟會大量分泌胰島素，造成即使剛吃完飯，過了一會兒後血糖值仍迅速下降，變成低血糖的情況。

作為一名糖尿病醫師，根據我的經驗，許多患者在白天攝取過多碳水化合物後，會因胰島素分泌過量，在傍晚時出現低血糖症狀。這是胰臟無法正常運作的警示信號。例如午餐吃了拉麵加白飯、大分炒飯、甜麵包或飯糰、義大利麵後，若下午身體狀態不佳，請務必前往醫院檢查。

順帶一提，各位有聽過**「寶特瓶症候群」**嗎？過量飲用以寶特瓶銷售的含糖清涼飲料（非無糖飲料）時，就可能會出現反應性低血糖的症狀。隨著年齡增長，身體會發生變化。請不要忽視這些不適感，糖尿病須要「早期發現・早期治療」。

重點整理

- 飯後有空腹感、手顫抖、冒冷汗、頭痛、倦怠感等症狀，可能是二型糖尿病的初期症狀
- 白天攝入過多碳水化合物，可能導致胰島素分泌過量，進而在傍晚出現低血糖症狀

Hint 15

肥胖、脂肪肝會加速糖尿病的惡化

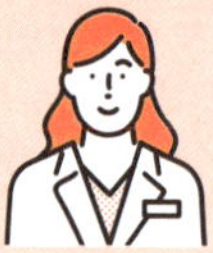

第二型糖尿病是由暴飲暴食、運動不足等環境因素與遺傳因素共同影響而引起的。因此，身材纖瘦的人也有機率罹患糖尿病，反過來說，也有「胖但健康」的人。

但是，「胖但健康」可能只是生活習慣病尚未顯現。內臟脂肪會分泌大量引發胰島素抵抗的細胞因子（生理活性物質）。初期，胰臟會大量分泌胰島素以抑制血糖值，但若胰臟功能較弱，胰島素分泌能力容易下降，最初會出現飯後血糖升高，隨後數年內，飯前血糖也會升高，最終發展為顯著的糖尿病。

肥胖不僅會加速糖尿病的發展，還會增加罹患腦梗塞、心肌梗塞、高血壓、血脂肪異常症、高尿酸血症，甚至癌症的風險。因此，建議進行減重。

肥胖的定義是BMI（身體質量指數）超過二十五。即使BMI低於二十五，仍然可能會有脂肪肝，也就是隱性脂肪肝。脂肪肝是指肝臟內積聚了過多脂肪，類似於肥肝（用鴨子或

■ 脂肪肝所引起的負面連鎖

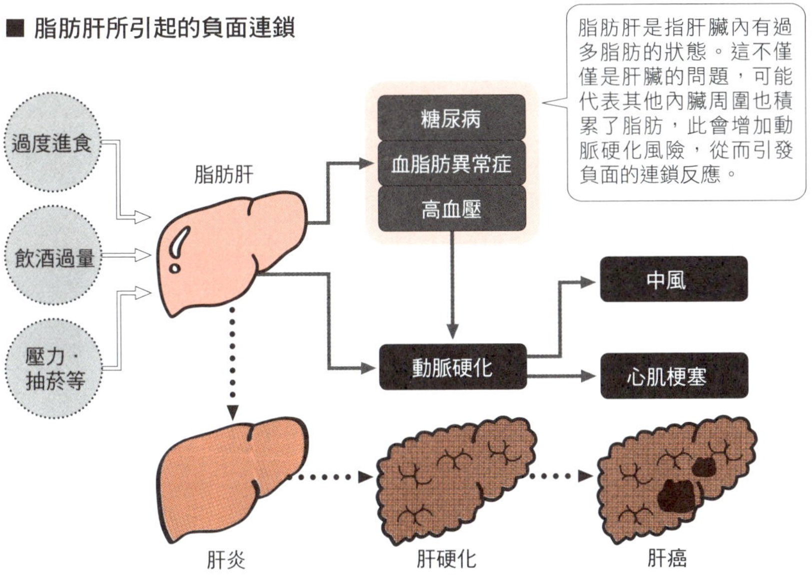

參考 ： https://www.shaho-net.co.jp/healthup3/autumn.html

者鵝的脂肪肝做成的高級法國菜）的狀態。經常飲酒的人也容易罹患脂肪肝，要特別注意。**脂肪肝會引起胰島素抵抗，使血糖上升**。

此外，脂肪肝還會增加罹患肝癌的風險。肝功能惡化時，肝臟儲存葡萄糖的能力會下降，導致血糖進一步上升。

肥胖和脂肪肝會加速糖尿病的發展，所以要注意碳水化合物、脂質和酒精的攝取量！

重點整理

- 肥胖和脂肪肝會引起胰島素抵抗，使血糖上升
- 注意碳水化合物、脂質和酒精的攝取量，讓體重維持在正常狀態

Hint 16

盡快發現並處理棘手的血糖飆升問題

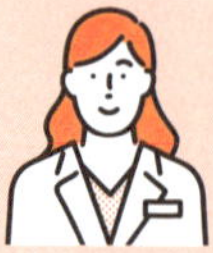

用餐後血糖在短時間內急速上升稱為**「血糖值尖峰（用餐後高血糖）」**，是一個非常棘手的問題。未被診斷為糖尿病的人在進行一般的健康檢查中，測量的空腹血糖值或糖化紅素數值無法反映出血糖值尖峰的狀態。

也就是說，是**由於血糖值尖峰導致糖尿病逐漸進展的「隱性糖尿病」**狀態。即使如此，也請不要認為「如果能迅速恢復到正常值，那應該沒問題吧？」血糖值尖峰引起的極端血糖波動會傷害到血管，或導致胰臟大量分泌胰島素，這些影響在當事人毫不知情的情況下會對身體造成巨大的負擔。

經常出現血糖值尖峰的人，實際正處於全身血管逐漸進展成動脈硬化的狀態。當血管壁受損，免疫細胞會聚集在受損部位進行修復，並進入受損血管壁的內側。如此一來就會導致血管壁變厚，內部空間變窄。結果，動脈硬化進一步惡化，增加罹患心肌梗塞或腦梗塞等危及性命的重大疾病的風險。

為了預防血糖值尖峰，要按照「蔬菜→肉・魚→米飯的順序進食（攝取水溶性膳食纖維以減緩糖分吸收＋促進能增加胰島素的腸泌素（第一九二頁）的分泌，從而降低血糖值）」「吃早餐（空腹時間過長會使下一餐後更容易引起血糖值尖峰（第七〇頁））」「餐後運動（餐後休息會使血糖值升高）」是關鍵。

【容易發生血糖值尖峰的人特徵（以下八個問題中，若有三個回答為「〇」，就須要特別注意）**】**

- □親戚（祖父母、雙親、兄弟姊妹）中有人罹患糖尿病
- □吃到肚子非常撐
- □進食速度快
- □肥胖
- □討厭吃蔬菜
- □運動不足
- □不吃早餐
- □睡眠不足

重點整理

- 血糖值尖峰會使動脈硬化進一步惡化
- 由於一般的健康檢查等常規血液檢查無法發現，因此建議測量餐後血糖值

Hint 17

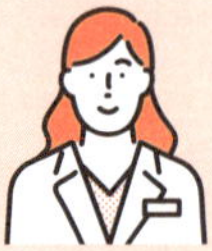

透過「同儕支持」控制血糖的新行動

近年來，經常聽到**「同儕支持」**（Peer Support）這個詞。「Peer」的意思是「平等的夥伴」或「同儕」。因此，「同儕支持」指的就是**「夥伴之間的互相支援」**。這是指患有相同疾病、處於相同立場或境遇，或有著相同困擾與不安的人們，彼此分享知識和資訊、互相鼓勵、交流煩惱，或充當傾聽者，進而相互扶持的活動。

在糖尿病領域中，日本最為人所知的同儕支持自助團體是由日本糖尿病協會創立的糖尿病**「友之會」**（友の会）。這是一個由糖尿病患者及其家人、醫師、護理師、營養師等醫療人員共同組成的團體。成員們可以在享受交流的樂趣之餘，在需要時獲得專業且可靠的建議。該團體開展了多種活動，例如學習會、烹飪課程、患者之間的資訊交流會、步行活動、旅行等。有興趣的人可以選擇參與自己感興趣的活動。此外，還有其他糖尿病的同儕支持團體，例如服務組織「國際獅子會」（LCI）所提供的支持團體等。

在社群媒體上，也有糖尿病患者會聚在一起進行資訊交流、分享血糖值數據以及飲食的團體。此外，還有一些APP，透過少數人組成的小組共同努力改善生活習慣。這些活動也可以視為同儕支持的一種形式。

然而，即便彼此都是有經驗或親身經歷的人，並不代表是專業人士。因此，切勿盲目相信錯誤的訊息，保持判斷力非常重要。不過，將學到的知識和從經驗中獲得的技巧（輸入）向他人解釋（輸出）的行為，不僅有助於幫助他人，對於加深自己的記憶、深化思考也十分有效。

透過對話也能產生求知慾。

將專家的知識與同儕的鼓勵比作車輛的雙輪，彼此相輔相成，一起推動血糖管理，這將是非常理想的方式。

重點整理

- 「同儕支持」是指有相同立場或困擾的的人們，彼此互相鼓勵的活動
- 糖尿病的同儕支持團體有各種不同大小的規模，不妨試著尋找看看

Hint **18**

治療牙周病可以降低糖化血紅素？糖尿病和牙周病的密切關係

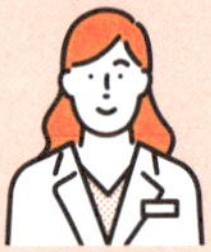

關於「糖尿病患者容易罹患牙周病」的說法，許多人可能會認同地表示：「確實，糖尿病患者好像都挺喜歡甜食的。」因糖尿病導致長期高血糖的狀態，會使牙齦的微血管變得脆弱，進而使牙周病惡化。改善飲食習慣和運動習慣不僅有助於控制糖尿病，還能改善口腔健康，可謂一舉兩得。

相反地，也有一種說法認為「罹患牙周病會增加罹患糖尿病的風險」。牙周病惡化時，放線共生放線桿菌及其引發炎症的生理活性物質（如白血球介素等）可能進入全身血液循環，導致細胞對胰島素的作用反應減弱（＝增加胰島素抵抗）。

換句話說，這種狀態可能會進一步誘發糖尿病的發生。

讀者們想必已經注意到了吧？糖尿病與牙周病之間有著密切的關係。只要「改善糖尿病，就能改善牙周病」，同樣地，「改善牙周病就能改善糖尿病」。

實際上，已有多項研究報告指出，在血糖控制不佳、糖化血色素值較高的糖尿病患者群體中，積極進行牙周病治療後，糖化血色素值會顯著下降。因此，正在接受糖尿病治療的人，也應該積極前往牙科就診，進行牙周病的檢查與治療。

仔細思考，糖尿病和牙周病之間確實有許多共同點。例如「最初沒有自覺症狀」「即使被發現，也容易忽視」「症狀出現後，治療和改善變得困難」。此外，兩者的共同點還包括「發病的風險因素像是年紀增加、吸煙、壓力、肥胖等」，而且四十多歲以後，發病的人數明顯增加。

關於牙周病，近年來在「預防失去牙齒」方面取得了進展。然而，保持更多的牙齒反而導致了受牙周病影響的牙齒數量增加，這是個令人困擾的情況。重要的是，僅僅保留牙齒並不是唯一的目標，同樣須要關注的是維護牙齒的健康與預防牙周病的發生。

重點整理

- 罹患糖尿病後，會使牙齦的微血管變脆弱，進而使牙周病惡化
- 罹患牙周病後，胰島素抵抗會變高，變得容易罹患糖尿病

Hint 19

這點最好知道！血糖值vs糖化血紅素 你應該要知道的餐後血糖值

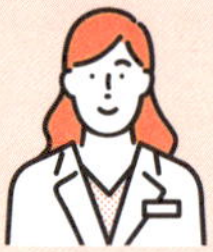

血糖值和糖化血色素對糖尿病患者和糖尿病預備軍的人來說，應該是耳熟能詳的詞語。不過，仍然有些人會問：「血糖值和糖化血色素，哪個更重要？」因此，這裡希望能夠幫助大家復習，並分享一些在就診時的重點。

首先來說說「血糖值」。**「血糖值」指的是血液中葡萄糖的濃度**。對於健康的人來說，空腹時正常值是七〇～一〇九mg／dl（一般不會超過一〇〇mg／dl）。從開始進食起一小時到一．五小時的峰值，血糖不應該超過一四〇mg／dl。

另一方面，**糖化血色素是反應過去一到兩個月血糖值平均水平的指標**。對於健康的人來說，糖化血色素通常不會超過六％。如果空腹血糖在一一〇～一二五mg／dl之間，或者糖化血色素超過六％，則應懷疑是否患有糖尿病，並建議接受七十五克口服葡萄糖耐量試驗

（OGTT）等精密檢查。

罹患糖尿病後，首先餐後血糖值會升高，空腹時血糖值也會變高。因此，**如果在健康檢查中指測量空腹時的血糖值，可能會沒能發現「餐後高血糖」（血糖值尖峰）**。即使餐後血糖值超過一四〇mg／dl，如果餐前血糖已經恢復到正常範圍，則糖化血紅素可能不會升高，這樣就難以及時發現問題。

然而，如果餐後高血糖的狀態持續下去，空腹時血糖也會逐漸升高，最終可能導致發展成糖尿病。因此，空腹時血糖值超過一一〇mg／dl，或糖化血紅素超過六％時，建議一定要接受**OGTT**（口服葡萄糖耐量測試）。原因在於，糖化血紅素為七％時，相當於餐後血糖值達到一八〇mg／dl，但實際上很多人在餐後就醫測量時，血糖值會超過二〇〇mg／dl。

總的來說，糖化血色素A1c和血糖值兩者都很重要！

因此，就診時，建議在餐後進行抽血檢查。

重點整理

- 罹患糖尿病後，一般發展順序先是出現餐後血糖值升高→空腹血糖值升高
- 要注意餐後血糖值。若僅測量空腹時的血糖值，容易沒察覺到「餐後高血糖」的情況

Hint 20

醣類不是敵人！適量的碳水化合物是乾淨的能量

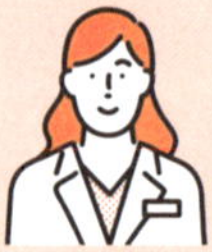

近年來，碳水化合物常被視為「健康的敵人」，但實際上它是人體重要的能量來源。我們必須重新認知到，碳水化合物比蛋白質和脂肪更快轉化為能量，且在適量的情況下，它是乾淨的能量來源。

碳水化合物主要由醣類和膳食纖維組成。膳食纖維有助於緩慢吸收糖分和脂肪，也有助於改善腸道健康，對身體有正面影響。另一方面，糖類包括葡萄糖、果糖等單醣，蔗糖、乳糖、麥芽糖等雙醣，以及澱粉等多醣。它們會被分解成單醣，並作為能量源被全身使用。

特別是，大腦的能量來源只有葡萄糖。大腦消耗了全身約二十％的能量，換算下來，約為每天一百二十克。如果以粉末狀的葡萄糖來看，大約一大匙含有九克，所以大腦每天大約會消耗十三大匙的葡萄糖。這個數字相當驚人。如果醣類限制導致葡萄糖不足，可能會出現頭腦昏沉、易怒等症狀，還會對肌肉造成影響。

人體內，儲存在肌肉和肝臟中的肝糖會被分解為葡萄糖，並作為全身的能量來源來維持血糖值的穩定。

但是，如果醣不足，且肝糖儲存耗盡，則肌肉和脂肪細胞中的脂肪酸將被代謝，並作為能量源替代葡萄糖。此外，**人體會利用肌肉中的胺基酸，通過肝臟產生葡萄糖來維持血糖水平。人體即使犧牲肌肉，也會努力維持血糖穩定。當肌肉減少，原本負責吸收糖分的能力會下降，就會導致血糖容易上升。**

最近，有研究顯示，瘦弱女性罹患糖尿病的風險較高，其中肌肉量減少被認為是其中一個原因。

因此，醣分在適量的情況下，並非敵人。

重點整理

- 適量的碳水化合物比蛋白質和脂肪更快轉化為可利用的乾淨能量
- 醣類不足會影響大腦和肌肉，並使肌肉本來負責的醣分吸收功能下降

Hint 21

「控醣」時代來臨！「醣類限制」及「熱量限制」已經過時！

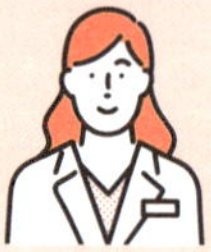

作為糖尿病專科醫師，我對於「限醣」已退流行感到鬆了一口氣。確實，**透過限醣，血糖值較不容易升高，但已有大量數據顯示，由於限制主食，往往會導致蛋白質、脂肪和鹽分攝取過多，這樣會有增加死亡率的風險**。另外，攝取過量的蛋白質會對腎臟造成負擔，因此，對於那些已經出現糖尿病腎病變的患者來說，必須特別小心。

脂質會增加中性脂肪和壞膽固醇，這會加速動脈硬化，並且中性脂肪還會引發脂肪肝，進而提高罹患肝癌的風險，尿酸值也容易上升。

那些因限醣變瘦而感到開心的人，**實際上，當肝臟和肌肉中的肝糖被分解，水分會一起流失，這才是體重下降的原因**。因此，如果是為了減重，最好同時進行運動，並增強肌肉，因為這些肌肉能幫助燃燒脂肪並吸收糖分。

根本來說，要燃燒脂肪並減輕體重，主要是依賴攝取的熱量與消耗的熱量，以及基礎代謝的平衡，當攝取熱量少於消耗熱量，脂肪就會被消耗。醣每克提供四千卡的熱量，而脂質每克提供八千卡，熱量是醣的兩倍。因此，無論是限制醣質還是限制脂質，因為它們都含有熱量，最終體重的變化還是取決於總熱量的攝取量。所以，適量攝取醣質和脂質會讓飲食更輕鬆、減少壓力。

最新的改善血糖值方法是「**控醣**」。

這個方法是**保持每餐攝取的醣類量大致相同**。只要不過量攝取脂質，用餐後血糖值的升降主要由醣的攝入量決定。如果你正在服用控制餐後血糖的藥物，則應保持醣的攝入量穩定，以確保藥效穩定並避免體重增加。在這種情況下，主食的醣量每餐應控制在約五十克。一般飲食中，主食以外的醣大約為二十克，因此總醣量約為七十克。如果想減少醣攝入，可以嘗試減少主食以外的醣量。

重點整理

- 限醣時可能會增加攝取到菜肴中的蛋白質和脂質，因而對身體造成負擔
- 控醣的目標是確定每餐的醣量，並穩定食後血糖值

Hint 22

「糖尿病預備軍」最後的機會真正的危險是？

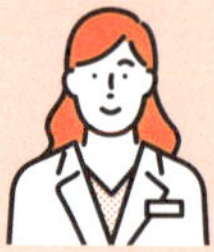

糖尿病是透過血液檢查，包括測量糖化血紅素、清晨空腹血糖值、口服七十五克葡萄糖耐量測試（七十五克ＯＧＴＴ）中的血糖值以及隨機血糖值。如果這些檢測結果比健康人的數值高，但又低於糖尿病的標準，這種情況就被稱為**「糖尿病前期」**，俗稱**「糖尿病預備軍」**。在醫學上，空腹血糖值在一一〇～一二五mg／dl之間被稱為「空腹血糖異常」，並且被認為糖尿病的發病風險較高。七十五克ＯＧＴＴ兩小時血糖值在一四〇～一九九mg／dl之間被稱為「耐糖異常」，被視為罹患心血管疾病的風險較高。

如何度過「糖尿病預備軍」的階段，對於未來的生活可說是相當重要。因為一旦罹患糖尿病就無法治癒，但如果處於糖尿病預備軍階段，則可以阻止發病。因此，如果在健康檢查中被告知是糖尿病預備軍，不要覺得「幸好」，而是要認知到「這是最後的機會」。請全力以赴進行血糖控制。可是，這實在是很難做到……

糖尿病被稱為**「隱形殺手」「沉默的疾病」**。由於缺乏自覺症狀，即使醫師宣告「你得了糖尿病」，患者通常難以有實際的感受。若不進行治療就這樣維持高血糖狀態並引起嚴重的併發症，到時便為時已晚了。

但是實際上，根據日本國民健康與營養調查的結果，在健康檢查中被告知「疑似有糖尿病」的人中，之後前往醫院接受治療的人數不到一半。而且，「即使是輕度耐糖異常，累積的死亡率也比健康的人高出兩倍以上（健康日本21）。也就是說，**被告知是糖尿病預備軍後，絕不能掉以輕心**。要每天開始測量、記錄體重（若能畫成折線圖會更好），並盡早諮詢醫師。一起努力朝「脫離預備軍」前進！

重點整理

- 如果是「糖尿病預備軍」，還可以阻止糖尿病發病
- 開始每天測量並記錄體重（畫成折線圖）

Hint 23

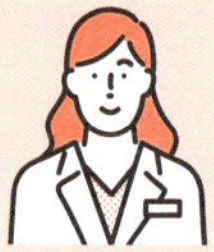

將觀念改變成是「因為罹患糖尿病才更長壽！」

大家知道「一病息災」這個詞嗎？它是從「無病息災（不生病，健康長壽）」的說法中演變而來的，是一個新創的詞語，意思是**「如果罹患一個疾病，就會定期去醫院並且更加注意健康。結果來說，一個小病可能反而讓人活得更長久」**。

這確實有一點道理？……不對？嗯……正常應該會認為，患有糖尿病的人是不可能比沒有任何疾病的健康人活得更長、更健康吧。

但是，真的是這樣嗎？

糖尿病患者每年至少會接受一次血液檢查，如果有任何疑慮，還可以向醫師諮詢。而且，醫師會持續追蹤病人的健康狀況，因此如果有任何變化，也能夠及時發現。換句話說，當有問題，能夠「早期發現．早期治療」。

不過，即使定期就診，也有些患者完全不參加健康檢查。血液檢查無法檢測到像癌症這樣的惡性腫瘤。尤其是女性，記得不要忘了乳癌篩檢和婦科檢查。放鬆警惕是非常危險的。

另外，健康的人往往排斥去醫院，也有些人可能過於自信，認為自己的健康狀況很好（當然，也有很多人特別注意自己的健康，積極預防疾病）。

現在，我要告訴所有為了降低血糖而努力的糖尿病患者和糖尿病預備軍的朋友們，罹患疾病並不一定是壞事，從長期來看，這反而可能帶來好的效果。我是一名一型糖尿病患者，雖然須要進行血糖控制，但我始終認為，罹患這個疾病並不是負擔，而是一分財富。我也希望與大家一起努力，把「因為罹患糖尿病才更長壽！」變成現實。

重點整理

- 將罹患疾病視為「一病息災」，以積極的態度看待
- 不僅是每月的回診，定期的健康檢查也非常重要。早期發現・早期治療才能保障健康

第 2 章

降低血糖值的「飲食法」

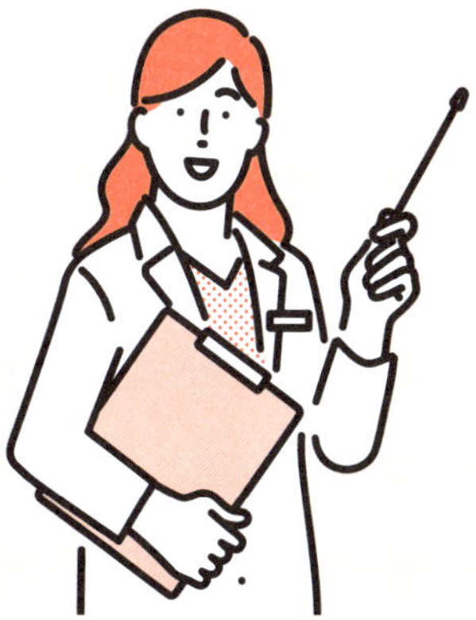

Hint 24

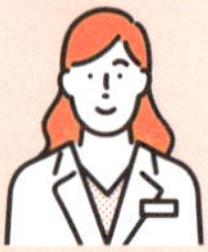

正因為有糖尿病，才要用我流祕訣克服「想吃」

當被說「絕對不能笑」，往往會因為一些小事就笑出來。在《鶴的報恩》或《浦島太郎》中，主角們也無法遵守「不要打開」的約定。當人的自由受到限制，反而會更強烈地反抗，這就是所謂的「卡里古拉效應」。

也就是說，越是強烈告訴自己不要吃高熱量或甜食，反而會越想吃，這也許是沒辦法的……。然而，不管是一型還是二型糖尿病，得了糖尿病後，就必須限制飲食，這是一個讓人困擾的問題。**作為一名患有一型糖尿病三十年資歷的患者，在此想分享我「戰勝想吃的慾望」的技巧**。

當想降低血糖，首先會減少甜食對吧？但是，煮菜如果不加入糖或味醂來增加甜味，就會缺乏層次……。甜味也是在料理中非常重要的美味元素，能帶來滿足感。在這種時候，可以使用**羅漢果或阿斯巴甜**等對血糖不會產生影響的甜味劑來享受甜味（第一二四頁）。最近也有出了零糖味醂這項產品。若是能夠享受「美味」，那麼「想吃」的心情就能得到滿足。畢竟，我們想要的是既美味又讓人感到愉快、滿足的餐點。

另外，患有糖尿病的人容易罹患高血壓，**因此為了預防糖尿病的併發症，也應該注意減鹽**。現在市面上也有推出減鹽的醬油和醬料，還有鹽分本身就較少的鹽。可以嘗試在炒菜中多加些黑胡椒，或者在低鹽的味噌湯中加入七味唐辛子，或者在沙拉中加入孜然等調味，都是不錯的選擇。使用日式高湯來增添味道也是個很好的方法。

此外，我對**食物的「外觀」**也有一些堅持。須要減少主食的量時，可以嘗試換成兒童用的小碗，或者用精緻的小陶碗，這樣就不會感覺到減量帶來的空虛感。講究筷子和餐墊也很不錯，和家人或朋友一起用餐更是無可取代的樂趣。

重點整理

- 使用不會影響血糖值的甜味劑，滿足「美味」「想吃」的慾望
- 選擇減鹽調味料、香料和講究食器，克服「想吃」的慾望

Hint 25

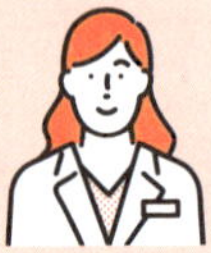

讓血糖值上升，過於美味的「惡魔料理」是什麼？

有一種讓肥胖・糖尿病患者無法抗拒、美味過頭的**「惡魔料理」**。那既不是法國料理套餐，也不是高級餐廳和食，而是一種一個人即可輕鬆入店，無須在意他人眼光，可以盡情大口享用的料理。

會引起糖尿病的惡魔料理有以下三個特徵。

①醣類與熱量的聚集體，且膳食纖維很少。

②柔軟到即使吃很快也可以輕鬆吞嚥。

③沒有多餘配菜的單一料理。

■ 惡魔料理TOP5

披薩	在滿滿醣類的披薩餅皮上，撒上高熱量的起司、橄欖油，不僅會讓血糖值飆升，還會朝著肥胖的道路前去。
餃子	以主菜（如肉類等蛋白質為主的配菜）為例，如果外層是用油煎過的厚皮，那就是醣類和脂質的雙重炸彈。通常可以一口吞下，特別是尺寸較大的種類，內餡細碎且柔軟，幾乎不用咀嚼就能不斷快速吞嚥。
咖哩	某位作為「胖」而廣受歡迎的藝人說了句名言：「咖哩飯是飲料」。這句話如實揭示了這道料理的可怕之處。咖哩醬的濃稠感來自於油脂和小麥粉的結合，這使得咖哩成為高熱量的代表。它不僅能讓人快速吃光一整盤，還讓人忍不住再續一碗……
天丼	天婦羅的主要食材雖然是蝦等海鮮或蔬菜，但外層的麵衣卻是隱藏的陷阱。即使炸得酥脆，吸油量有所減少，但麵衣仍是高醣和高熱量。如果再搭配上淋在白飯上的甜口醬汁，就形成了麵衣、白飯、醬汁的醣類三重奏。即使努力做出一些抵抗，例如點「飯少」，血糖值依然會直線上升……
豬排丼	包裹著滿滿脂肪的里脊肉，再裹上麵衣後油炸。切成大塊後用甜口的醬汁燉煮，麵衣變得柔軟，最後加入打散的雞蛋。雖然日本厚生勞動省指出，健康的人不用過度擔心食物中的膽固醇，但對於糖尿病患者來說，由於常伴有高血脂症，須要多加注意。

造成血糖值上升的是糖分，而進食速度快會使餐後血糖值驟升。如果是容易吞嚥且種類單一的食物，我們容易不充分咀嚼不斷將它塞入口中。

說到成為惡魔料理食材的「醣類三劍客」，有**砂糖、白米、麵粉**這三種。加上豬油、奶油、起司等就能做出高醣．高熱量的惡魔料理。

如果餐後再來分冰淇淋或水果，那就成為一道完美、無可挑剔的惡魔殺人全餐了。

重點整理

- 糖分太多的料理，會造成餐後血糖值上升
- 糖分與油脂的組合，再加上柔軟且容易吞食的特性，就是「惡魔料理」

Hint 26

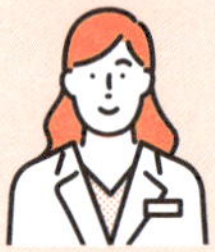

不要被偽科學迷惑！要注意誤導患者的「食物盲從現象」

「每天早上吃香蕉的女藝人減了〇公斤」「洋蔥能夠降低血糖值！」……許多食品因減肥效果或健康效果在媒體及社群網站造成話題。相信很多人都嘗試過吧。但是，體重真的有降下來嗎？血糖值呢？血壓又如何呢？

身為糖尿病醫師，我必須明確告訴大家，**單一食品或成分「對身體好・不好」的說法就是無稽之談！世界上不存在「魔法食材」或「長生不老的果實」**。

以洋蔥為例。在一九九五年的動物實驗中，研究人員發現洋蔥中所含的成分具有降低血糖值的效果。一部分媒體過度解讀並報導，導致人們相信單靠洋蔥就能控制血糖。然而深入研究後發現，人類要想靠洋蔥降低血糖值，一天須要吃到五十公斤的量。至於過去那些被炒作為「對〇〇有效」的食品，其真相也大多如此。

像這樣，過度推崇單一食物，或反過來認為它會危害健康的現象，被稱為**「食物盲從現象（Fad diet）」**。這個詞最早出現於一九五二年，於美國作家馬丁・葛登能（Martin Gardner）的著作中提出。

食物盲從現象傾向於將納豆、香蕉、優格視為「好食物」，將奶油、可樂、食品添加物視為不好的食物。若照單全收，可能會導致對單一食品攝取過量、飲食不均衡，對糖尿病患者具有誤導性。「想變瘦」「想健康長壽」「想預防、治好疾病」是許多人共同的願望吧。而且「希望採用的方法很輕鬆」更是許多人的期望。

食物盲從現象正是利用了這種心理，是**「惡魔般的偽科學」**。身為糖尿病醫師的我面對像這樣的謊言、假資訊時，真想站在澀谷十字路口大街的正中央上大喊：「千萬不要相信！絕對不要！」

重點整理

- 食物盲從現象是對單一食品有極高評價，或深信有害身體健康
- 過量攝取單一食品或不均衡的飲食習慣，可能會誤導糖尿病患者

Hint 27

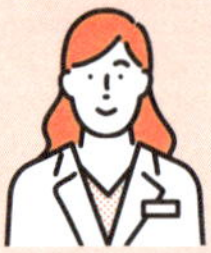

用「時間營養學」幫助調整身體！不吃早餐會讓血糖值跟血壓都升高

我是絕對會吃早餐的類型。自從發現美味的糙米後，每到晚上睡覺時間，都會很期待第二天的早餐（笑）。

那麼，為什麼一定要吃早餐呢？我將從**「時間營養學」**的角度來回答這個問題。「時間營養學」是在研究「什麼時候吃」「在什麼時間範圍內吃」等等與「時間」有關的問題，以及這些因素如何影響營養效果及健康的一門學問。例如，不吃早餐直到中午才進食會發生什麼事呢？讓我從時間營養學的角度來說明吧。

首先是關於早餐與血糖值的關係。例如晚上八點吃了晚餐，但隔天不吃早餐直到十六小時後的中午才吃豐盛的白米午餐，血糖值就會迅速飆升，更容易引起高血糖。**但是，如果在早上六點吃早餐，那麼到午餐時段之間僅空腹六小時，透過縮短空腹時間，可以減緩午餐時血糖值**

上升的趨勢。

另一個與「時間營養學」密切相關的重要因素是「生理時鐘」。「生理時鐘」是調節身體時間節奏的軸心。然而，**這個「生理時鐘」與實際時間之間每天約有十分鐘的偏差。而重新校準這個偏差的關鍵是陽光和早餐的刺激。**也就是說，若不吃早餐，這每天十分鐘的偏差就無法被重置，生理時鐘會出現時差。如果只有一天，問題還不大，但連續兩天、三天……時差就會越來越嚴重，導致肥胖、糖尿病等代謝障礙、睡眠障礙、憂鬱症以及免疫和過敏等相關疾病。

而且很遺憾的是，目前尚未了解其機制，但也有證據顯示，不吃早餐會讓血壓升高。一周內吃早餐的次數較少，就會增加因高血壓導致的中風風險。

重點整理

- 如果不吃早餐，午餐後的血糖值及血壓會升高
- 早餐具有校準生理時鐘與實際時間偏差的作用

Hint 28

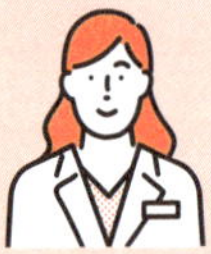

如何將「低GI食物」融入日常飲食中？

「GI（glycemic index）」是測量吃下食物後，血糖提升幅度的數值。高GI食品會導致血糖值在餐後迅速上升，而低GI食品則能使血糖上升較為緩慢。GI受碳水化合物和膳食纖維含量的影響，富含碳水化合物的穀物GI值較高，而富含蛋白質的肉類、魚類和乳製品等的GI值較低。富含膳食纖維的蔬菜GI值一般較低，但也有些GI較高的蔬菜，像是富含澱粉的芋薯類。

自一九八一年GI概念被提出以來，關於對糖尿病預防效果的研究已進行了多項具有高可信度的「隊列研究（追蹤研究）」。低GI食品中**含有的豐富膳食纖維，被期待在糖尿病預防方面發揮作用**。

但是，GI有因為料理方法而改變的特性。例如，在生食狀態的GI值為五十五的低GI番薯，經蒸煮後，GI值會降至四十～五十，烤及油炸時則會提升到七十～八十，接近

GI值分為低．中．高三類，並以數值進行分類。低GI食物通常是指GI值在55以下的食物。

低 GI 值→ 55 以下	中 GI 值→ 56 ～ 69	高 GI 值→ 70 以上

■食物GI值分類表

	低 GI	中 GI	高 GI
穀類	蕎麥麵、義大利麵、麥片、冬粉	糙米、玉米片	白米、麵包、年糕、煎餅、粥、紅豆飯、奶油飯
水果	蘋果、草莓、哈密瓜、葡萄柚、橘子	鳳梨、柿子、葡萄	果醬、罐頭
蔬菜	葉菜、花椰菜、青椒、蘑菇	番薯	馬鈴薯、芋頭、山藥、胡蘿蔔
乳製品	牛奶、起司、優格、奶油	冰淇淋	煉乳

白飯（精白米）和麵包的GI值。這是因為烤地瓜在長時間加熱的過程中，大量澱粉被轉化為麥芽糖，更容易被人體吸收。因此，在糖尿病飲食療法中運用GI指標是一個不錯的選擇，但要注意烹調方式。此外，並非「○○食物是高GI就完全不能吃」，飲食的基本原則仍是「均衡攝取多樣食物」。

重點整理

- GI值是測量吃下食物後，血糖上升幅度的數值
- 雖然GI可望能在預防糖尿病中發揮作用，但要注意烹調方式 .

Hint 29

零醣、醣類OFF、減醣 每個都不同、每個都很好？

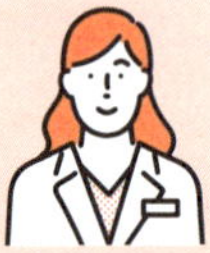

有些點心或啤酒等食物會標示「零糖」「醣類○% OFF」。首先，「碳水化合物＝糖類＋多醣類（澱粉等）＋食物纖維」。「可消化糖類＝碳水化合物－食物纖維」。醣類包含了葡萄糖、果糖的「糖」、澱粉和寡醣的「多醣類」、木糖醇和赤藻糖醇的糖醇。

人們常把**「醣類」**和**「糖類」**搞混。**「零醣」指的是食物中沒有讓血糖值升高的成分。**每一百克食物中的糖量小於或等於○．五克，則可標示為「零醣」，雖然並不是完全沒有醣，但不用擔心血糖值問題。另外，「零醣」因為不含糖類、多醣類或糖醇，沒有熱量也沒甜味，所以會使用人工甜味劑來提供甜味。

另一方面，**「零糖」**又如何呢？雖然是不含會使血糖值上升的「糖」似乎沒問題，但它可能仍含有其他能影響血糖的醣類。要注意關於是否有含醣標示。

接著是**「醣類ＯＦＦ」**。食品每一百克含醣類五克以下，可以標示為「醣類ＯＦＦ」，不管是「醣類ＯＦＦ」還是「糖ＯＦＦ」，如果吃了兩百克，至少會含有十克醣。雖然十克看似不多，但也不容忽視。雖然以前販售的「糖ＯＦＦ」巧克力，比普通的甜巧克力更好，但它仍然會使血糖上升。順便提一下，食物纖維不會提高血糖，而寡醣、木糖醇、赤藻糖醇等也是如此。

對於「零」或「ＯＦＦ」等各種標示，會讓人感到困惑吧。食物中完全不含某成分的標示為「零」「無」或「無添加」，而含有但較低的則標示為「適量」「輕量」等。與一般食品相比某成分較少，則標示為「減少○％」「○％減量」或「半分」等。這些標示有細節規定，但**最簡單且推薦的方法是查看食品包裝上「營養成分標示」中的醣類含量**。如果沒有醣類的標示，則可以養成查看碳水化合物含量的習慣。如果想吃零食，建議將醣類或碳水化合物控制在約十克左右。

重點整理

- 了解醣類和糖類的區別，以及不同標示對血糖值的影響
- 養成查看營養成分標示中「醣類」或「碳水化合物」的習慣

Hint 30

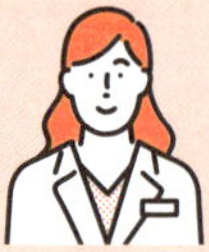

將餐後血糖值推上高峰的「脂肪之罪」

事實上，讓糖尿病患者血糖值上升的不只有碳水化合物（醣類），還有脂肪。

對於健康的人來說，即使飲食中含有脂肪，胰島素也會適量分泌，將血液中的糖分送入細胞。即使在餐後，血糖值的變化曲線也會保持平穩。

另一方面，對於糖尿病患者來說，情況並非如此。吃了高脂肪的食物後，會持續長時間的高血糖。這是因為脂肪中的脂肪酸會降低胰島素的作用。吃了清淡飲食後，血糖值通常在二～三小時內恢復至正常範圍；但在吃了高脂肪食物後，血糖值可能長達四～五小時仍保持在高水平。此外，「碳水化合物＋脂肪」的重口味餐點特別須要注意，因為它會導致餐後血糖值更高且維持更久！

我會請門診患者測量餐後血糖值，當發現他們「血糖值比平時還高」「用餐後過了很久血糖值還是很高」，通常是因為吃了像豚骨拉麵、牛丼、天丼、含有葡萄糖轉化率＊十％的炸豬排丼這類「碳水化合物＋脂肪」的重口味餐點。

咖哩飯、漢堡排、炒飯、餃子等食材中脂肪含量較高的料理，或者烹飪時大量使用油的料理，也屬於這類重口味餐點。僅一大匙油就含有約一百卡的熱量，因此對於烹飪過程中使用的油量也要格外小心。

■ 脂肪和蛋白質也會轉化成葡萄糖

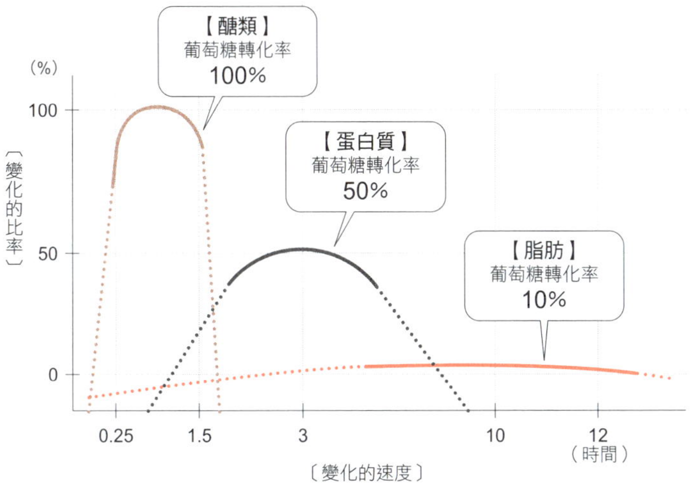

參考：《糖尿病教室パーフェクトガイド》（暫譯：糖尿病教室的完美指南）池田義雄＝監譯（醫齒藥出版）

重點整理

- 只有健康的人在吃到含有脂肪的食物才不會造成血糖值上升
- 豚骨拉麵和豬排丼這類「碳水化合物＋脂肪」的重口味餐點，餐後血糖值上升會持續很長一段時間

＊註：通常是使用血糖生成指數（GI，Glycemic Index）和血糖生成負荷（GL，Glycemic Load），這些指標能更精確地衡量食物對血糖值的影響。為了幫助讀者理解某些食物對血糖影響的具體情況，因此作者使用「葡萄糖轉化率」一詞，但這並不是一個正式的術語。

Hint 31

真實體驗！罹患糖尿病三十年的「我的飲食」

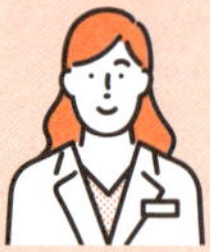

我十一歲起就患有一型糖尿病，因此每天都須要根據飲食中的碳水化合物量來決定注射的胰島素劑量。飲食和胰島素劑量的平衡非常重要，如果哪方比較高，就可能導致高血糖或低血糖……。為了讓血糖值更穩定，我儘量保持飲食中碳水化合物的量固定。因此，早餐和晚餐的碳水化合物攝取量都是固定的。

早餐有兩種模式，視心情而定。

①喜歡吃的糙米一百公克、納豆（醬料一半）、即食味噌湯（加入寒天絲和難消化性麥芽糊精的粉末），蔬菜則是事先準備好的豆芽和韭菜的拌菜，總醣量約四十公克。

因為糙米、寒天絲、難消化性麥芽糊精、蔬菜都富含豐富的纖維，使餐後血糖值不容易上升，也有整腸的作用。

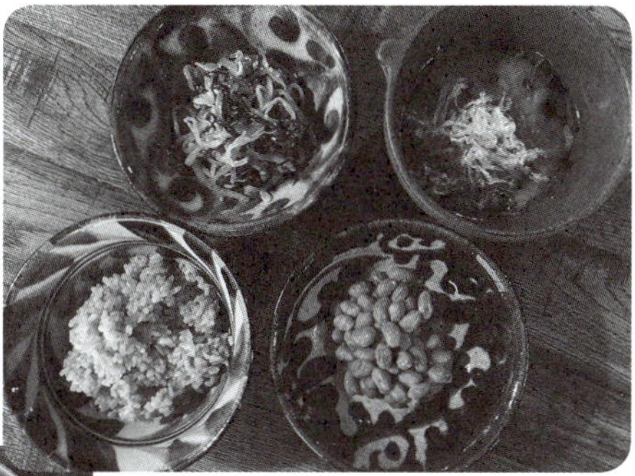

早餐 ①：在忙碌的早晨，使用即食味噌湯，或是前一天多做一些，早上加熱即可。盡量避免花太多時間準備。因為寒天絲很容易溶解，不會讓人覺得口感不佳，我很推薦。

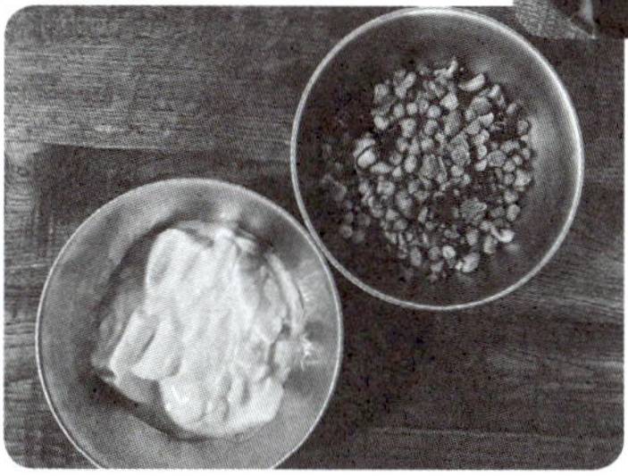

早餐 ②：前一天晚上吃了油膩的食物或外食後的第二天早晨，選擇一分大幅減少碳水化合物（總共10克）的早餐，作為「調整餐」。儘管減少了碳水化合物，仍一定要吃早餐。

糙米有獨特的口感，找到自己喜歡且美味的很重要。我選擇的是在成熟之前就收割的小顆粒糙米，這種糙米連小孩也能愉快享用。

②豆漿優格（幾乎零醣）搭配麥片（一分碳水化合物約十公克），並加入難消化性麥芽糊精。

這樣的組合總共只有十公克的碳水化合物，所以在前一晚吃了油膩的食物或外食後的早晨，我就會選擇這分早餐。

午餐則享用喜歡的食物，一天一頓滿足餐！雖然不是每天如此，但我也會吃拉麵、漢堡或牛丼等食物。不過，會適量減少丼飯的飯量或漢堡套餐中的薯條分量。

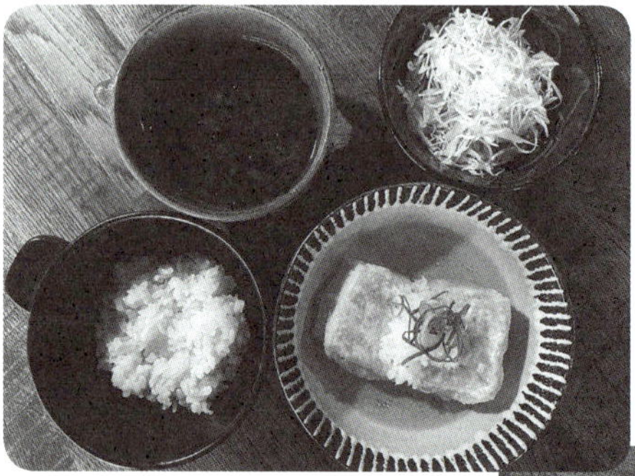

晚餐 ①：因為下班後總是匆忙準備晚餐，所以會使用一些省時的食材。市售的切絲高麗菜不僅可以用來做沙拉，還能當作料理的配料來增加分量，非常方便。

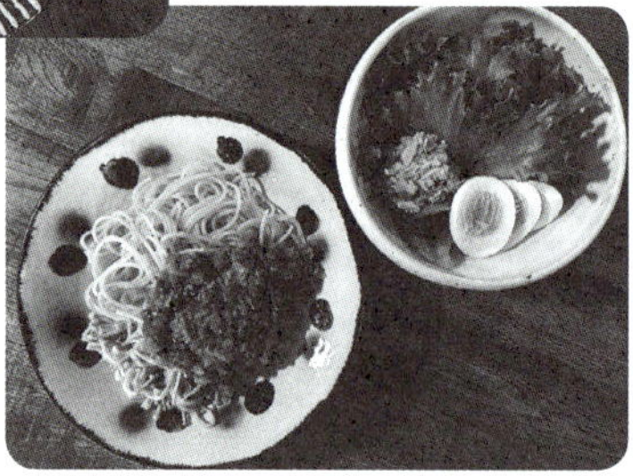

晚餐 ②：吃義大利麵時，會加入金針菇來增加分量。金針菇口感脆爽，非常推薦。像金針菇和豆芽這類可以增加食物分量的蔬菜或菇類，如果冷凍保存，隨時可以快速取用，非常方便。

晚餐因為下班總是很匆忙，通常比較隨意（笑）。

①白飯一百克，搭配炸豆腐和青海苔味噌湯，超市購買的切絲高麗菜則淋上我最愛的柚子醋代替沙拉醬。

②義大利麵五十克（和孩子分一半），加上用微波爐加熱過的金針菇增加分量，最後淋上事先準備好的肉醬，做成肉醬義大利麵。因為絞肉的脂肪含量較高，容易讓血糖值快速升高，所以用雞肉絞肉或素肉來替代。

這兩種晚餐的碳水化合物量都約為四十克。

長大後，我對甜食的渴望消失了，所以餐與

餐之間只喝一杯黑咖啡。

我對用餐時的餐具也有自己的一些小堅持。

我最喜歡的餐具是沖繩的雅器睦（陶器），因為尺寸較小，即使只裝一百克的飯也不會看起來很少。此外，圓潤厚實的造型讓餐點看起來更加豐富。餐具的顏色也選擇了能抑制食慾的藍色系，這也是一個小技巧。雖然藍色食物會讓人食慾減退，但餐具這種藍色，既不會讓料理顯得不美味，也能稍微抑制食慾，是一個恰到好處的平衡。

對於要注意血糖值的人，我建議留意料理的溫度。「**抗性澱粉**」是一種無法被消化吸收但能發揮類似膳食纖維作用的澱粉。米飯或麵條冷卻後，抗性澱粉的含量會增加，能減緩餐後血糖值的急劇上升。

以我來說，料理做好後到真正用餐時，米飯往往已經冷卻了，但這反而是一個「剛剛好」的狀態。午餐習慣吃便當的人，建議不要再重新加熱米飯，好好利用抗性澱粉的特性。

重點整理

- 為了讓飲食中的碳水化合物攝取量保持穩定，要固定早餐和晚餐的碳水化合物量
- 特別選餐具的大小、氛圍和顏色，利用視覺效果讓少量食物也能帶來滿足感

Hint

32

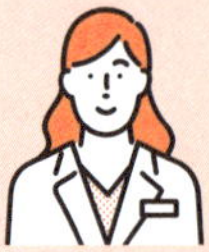

主食吃什麼是問題！白米、糙米、發芽糙米、大麥、燕麥片？

選擇什麼「主食」對「控醣」很重要。首先，如今**白米**被視為公敵。白米的主要成分是碳水化合物（醣＋膳食纖維），每一百克的含醣量為三十五．六克。以此為基礎，再來看看其他食材。

糙米是將稻米脫殼，保留糠（粗糙外層的米）。比起白米，含有更多的膳食纖維、維生素和礦物質。糙米的血糖值上升速度比白米更慢。比較硬而不太好咀嚼，但「細嚼慢嚥」後，比白米能用更少的量就能感受到飽足感。一百公克的含醣量為三十四．二公克。將糙米發芽而成的**發芽糙米**，富含神經傳導物質GABA，被認為有助於減輕壓力。而發芽糙米每一百公克的醣量為三十三．二公克，比糙米還要更低。

大麥與白米結合而成的「麥飯」在日俄戰爭期間，曾被海軍當作預防腳氣病的主食，其營養價值非常高。大麥含有的水溶性膳食纖維——β-葡聚醣，不僅能促進腸道內的免疫細胞活動，提升免疫力，還具有抑制餐後血糖值上升和降低膽固醇的功效。具有Q彈口感的**糯麥**更是大麥中膳食纖維含量特別豐富的種類。五穀米與麥飯同樣富含膳食纖維，還有豐富的維生素與礦物質。麥飯和五穀米每一百公克的醣含量約為三十公克，比白米和糙米都低，非常推薦。

近年受到歡迎的**燕麥片**則是由燕麥加工製成的食品。由於保留了外皮，因此富含維生素、礦物質和膳食纖維。每分（三十公克）的膳食纖維含量達到二·八公克，大約是糙米的三倍、白米的十四倍。由於具有**第二餐效應**（參見第一三三頁），特別適合當作早餐。雖然每一百公克的醣量約為六十公克，但以每分（三十公克）計算，實際攝取的醣量僅為十七·九公克。

重點整理

- 選擇糙米、大麥、燕麥片等主食，對「控醣」相當重要
- 受到歡迎的燕麥片具有第二餐效應，適合當作早餐

Hint 33

即使是零醣，酒精還是酒精！

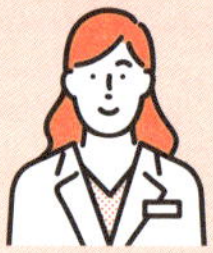

現在市面上有很多標榜零醣的酒。如果是零醣，一般人就會抱著一絲期待，想著應該不會對糖尿病有影響吧……？先說結論，零醣的酒不會在「短期內」影響血糖值上升。如果平常不喝酒的人偶爾喝無醣酒精，並不會影響他們的血糖值。但長期過量飲酒可能會導致脂肪肝。

請不要忘記脂肪肝會增加胰島素抵抗，使血糖值升高。

飲酒過量會讓肝臟忙於代謝酒精，從而影響製糖的機能（糖質新生）＊無法順利運作，如此一來就可能導致早晨發生意料之外的低血糖。特別是那些使用胰島素注射或服用降血糖藥物（硫醯基尿素類ＳＵ）進行治療的人，更應避免過度飲酒。

一天的酒精攝取量是二十克以內。大約是啤酒一罐（三百五十毫升）或日本酒一杯（約一百八十毫升）。近年來，人們認為，比起設定「休肝日」，更要注重的是一星期內酒精的總攝取量。例如，可以以一星期為單位進行調整，讓每日平均攝取量控制在二十克以內。不過，如果有肝臟疾病、高脂血症或高尿酸血症的情況，建議要更加注意。

幾乎所有酒都是高熱量。高醣・高熱量的東西當然會造成罹患糖尿病的風險上升。即便零醣但高熱量，喝太多也會造成肥胖。當然肥胖是糖尿病的危險因子。一定要檢查包裝上的成分。順便一提，因為**蒸餾酒幾乎無醣，短時間內血糖值不會上升。釀造酒跟葡萄酒的醣量也很少，是一個不錯的選擇。**

酒精的微醺感會帶來愉悅，但也可能讓人放鬆了對飲食的節制，須要特別注意。與酒精適度相處非常重要。如果因「工作接待」須要喝酒，可以嘗試坦率地告訴對方「自己有糖尿病」，然後扮演不喝酒但善於傾聽和帶動氣氛的角色。畢竟，現在是有著「酒精騷擾」這句話的時代，即使不喝酒也能做好接待工作。請盡可能以自己的健康為優先考量。

重點整理

- 即使零醣也是酒，長期飲酒過量會造成脂肪肝、血糖值上升
- 零醣的酒熱量還是很高，喝太多會導致肥胖

＊註：糖質新生主要發生在肝臟，少量發生在腎臟，血糖降低時，即會啟動糖質新生作用。

Hint 34

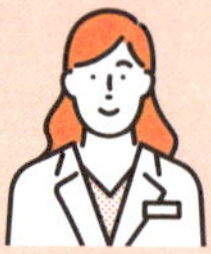

正因為有糖尿病才要吃點心！種類、分量、時間點的重點

對於無法捨棄吃點心的人有個好消息！那就是吃點心是ＯＫ的～！

但是必須考慮到種類、分量及時間點。**吃點心時可以選擇無糖優格或起司、水煮蛋、無鹽堅果或蔬菜棒**。說到醣，以每次攝取約十公克，並在感到飢餓前食用。透過低醣的點心來避免因飢餓而暴飲暴食。如果感覺不滿足，可以搭配高濃度可可巧克力或無糖糖果。攝取甜食可以帶來滿足感以及精神上的穩定。

順帶一提，我接觸到的患者中，有許多人非常喜歡甜食。聽他們描述，儘管自認有在節制，但常常還是忍不住反覆吃巧克力、餅乾、冰淇淋、糰子、洋芋片等容易使血糖上升的食物，而且不是只吃一次。若血糖幾乎沒有機會下降，就會導致血糖控制惡化。吃完正餐後，血糖值大約在兩小時內會逐漸下降，而吃甜食會使血糖迅速上升。如果在每次正餐前都是高血糖

■ 吃不甜的點心防止暴食

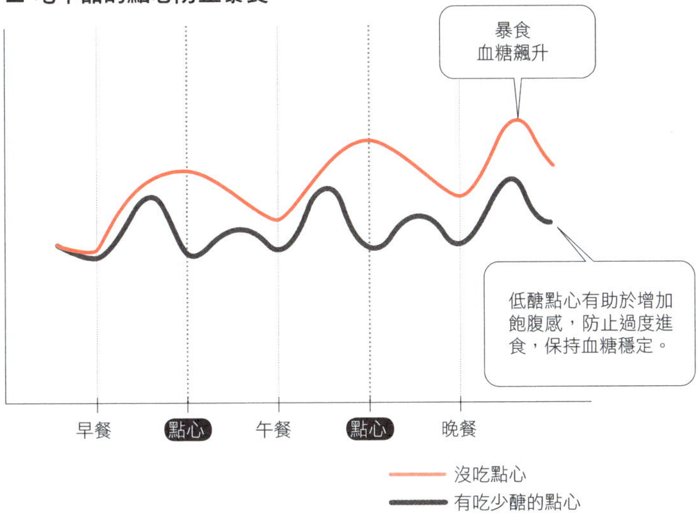

的狀態，持續下去的後果是如何，相信大家都知道了吧。

其實，戒掉甜食只是習慣的問題！試著連續一週完全不吃點心，戒甜食其實比你想像得更容易。

重點整理

- 感到飢餓前攝取約有醣類十公克的點心，防止空腹時暴飲暴食
- 戒掉甜食只是習慣問題，試著用一週的時間來調整

Hint 35

罪孽深重的「只靠〇〇減肥」陷阱 vs 減肥王道

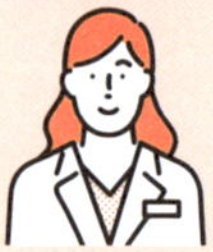

蘋果減肥法、早餐香蕉減肥法、晚餐番茄減肥法、水煮蛋減肥法、黑醋減肥法……等等，至今流行過各種減肥法。然而遺憾的是，這些都只是一時的「流行」，沒有一種能成為減肥的最終解決方案。

首先，體重增加是因為多餘的能量轉換成中性脂肪在體內累積，形成皮下脂肪或內臟脂肪。相反地，體重減少時，可能是因為「體脂肪減少」「肌肉減少」或「水分減少」。減肥的目標是「減少體脂肪」。若依靠「只吃〇〇減肥法」，的確可以減少攝取的熱量。體重的變化取決於「基礎代謝與消耗能量」和「攝取能量」之間的平衡，因此，只要攝取的能量減少，體重自然會下降。

但是，「只吃〇〇減肥」的問題在於，若每天持續攝取蘋果或香蕉這樣的單一營養素，會

打破碳水化合物、蛋白質、脂質、也就是身體所需的營養平衡。此外，僅靠減少攝取熱量來減肥，會導致肌肉流失。而當肌肉流失，基礎代謝率也會隨之下降。結果，身體變得越來越容易發胖，成為一個「燃燒效率差的身體」。

理想的減肥方式是**結合飲食限制與運動燃燒脂肪**。脂肪會被分解成游離脂肪酸和甘油，而這些游離脂肪酸會在肌肉作為能量被消耗，這就是「脂肪燃燒」。因此，運動是必須的。再強調一次，如果沒有運動，脂肪就無法燃燒。雖然這消息很令人遺憾，但在減肥過程中，單純且踏實的「飲食限制＋運動」才是王道，也是通往成功的必經之道。

重點整理

- 「只靠○○減肥」會讓身體容易發胖且變成「燃燒效率差的體質」
- 單純且踏實的「飲食控限制＋運動」才是能有效燃燒脂肪的減肥王道

Hint 36

邊進行美食評論邊吃？細嚼慢嚥以預防糖尿病

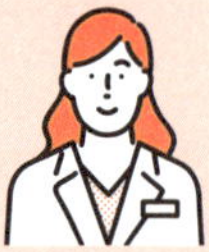

吃太快會造成飯後血糖急速上升。像蓋飯、咖哩飯、義大利麵或麵類等單品料理，進食速度會較快，因此須要特別注意。而且，這些食物的膳食纖維含量少、容易直接吞嚥，進一步助長快速進食的習慣。

為什麼吃太快會造成餐後血糖上升呢？那是因為醣類的消化與吸收速度加快，加上尚未感到飽足之前就已經攝取了大量食物，導致醣與熱量攝取過量。相反地，若緩慢進食，消化與吸收的速度會變慢。進食約十五分鐘後，大腦下視丘的飽足中樞會開始運作，同時抑制攝食調控中樞活動，有助於防止過量進食。

防止吃太快的基本對策是好好咀嚼。例如，先按照平時的習慣進食，數數看每口食物咀嚼到吞下的次數，接著從下一口開始試著將咀嚼次數加倍。一開始可能會覺得下巴很累、很麻煩，但習慣之後，這樣的咀嚼次數會變得理所當然。這樣一來，進食時間自然會拉長，進食量也會減少。不須要特意計算營養成分，就能減少醣分與熱量的攝取。此外，咀嚼還能促進胰島素分泌，有助於抑制血糖。如果難以做到加倍咀嚼次數，那麼至少試著多咀嚼五次吧！

但是，也有人是急性子，不喜歡特意慢慢咀嚼或放慢進食速度，對此，我設計了一種能防止吃太快的方法。此方法為**「美食評論進餐法」**。邊吃東西邊像有名的美食主持人或料理評論家一樣，每吃一口便發出「嗯～」的感嘆聲，邊細嚼品味，同時思考如何表達這口食物的味道。普通的描述可不行。即使只是便利商店的飯糰，也可以從鹽味的濃淡、海苔的脆度、內餡的口感等角度進行詳細的評論。慢慢咀嚼品味，試著用語言來表達味道。或許，這還能成為一種腦部訓練呢。

重點整理

- **吃太快會造成餐後血糖值升高，試著用平常的咀嚼次數＋五次的方式來吃東西**
- 透過「美食評論進餐法」來防止吃太快

Hint 37

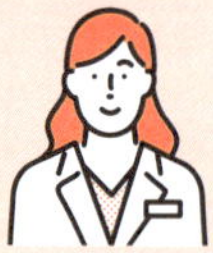

午餐這樣吃沒問題嗎？以為減少了熱量，反而增加了碳水化合物

我一般午餐都是外食。我會以醣和脂質為基準做選擇，像是牛丼店的小碗牛丼、低醣又能攝取到蔬菜的三明治、中餐館裡蔬菜滿滿的酸辣湯麵等等。

為了降低血糖值，午餐也很重要。首先，要避免「高脂肪＋高醣的高熱量食物」。這對血糖值的影響非常大。**特別是白飯很多的丼飯類是NG的。**而像蕎麥麵或烏龍麵這類容易快速食用的餐點，只要不是大分量，其醣含量大約在每餐五十克左右，是標準範圍內。但要注意，像天婦羅這類配菜就不行！因為與醣一起攝取大量脂肪，不僅容易使餐後血糖值快速上升，血糖下降所需的時間也會更長。另外，**蕎麥麵店裡提供的蕎麥湯雖然給人健康的印象，但大量澱粉會與營養素一起入口而影響到血糖值，而且鹽分也很高，所以還是忍住別喝吧**。

另外，可能有人會在午餐時加上蔬果昔或蛋白飲。

對此，我要說：「請稍等！」

蔬果昔雖然給人健康的印象，但會使血糖值大幅上升。特別要注意香蕉及蘋果。香蕉一根的醣類約是二十克、蘋果一顆是四十克。例如將香蕉一根、蘋果半顆、牛奶兩百毫升加上一些蔬菜打成蔬果昔，其醣量就會超過五十克。將這杯蔬果昔加入正餐……很可怕！如果想在家自己做蔬果昔，可以減少水果量，選擇用小松菜等的葉菜類或豆漿。也不要添加任何甜味劑。

順帶一提，市售的蔬菜汁也是高醣來源，請特別注意。

為了減肥而喝蛋白飲其實是錯的。對於進行高強度運動或肌肉訓練的人來說，為了增強體能或補充蛋白質而飲用蛋白飲是合理的。然而，**將蛋白飲加入正餐中會因攝取過多的熱量**而變胖。一克蛋白質約是四大卡，大多數的蛋白飲也含有一定的醣，因此會對血糖值產生負面影響。若要喝，可以選擇「低醣的蛋白飲並當作早餐的替代品」。

重點整理

- 吃蕎麥麵和烏龍麵時，不要選大碗或是天婦羅當配菜。丼飯是NG的
- 將蔬果昔或蛋白飲納入正餐中，反而會對血糖有不好的影響

Hint 38

抑制血糖和中性脂肪吸收的雙重效果！餐前攝取膳食纖維補充劑

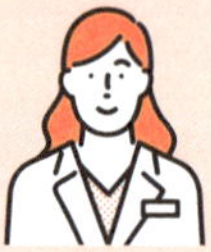

吃飯時先吃蔬菜可以讓血糖較難上升現在幾乎已成常識。蔬菜和海藻裡含有的水溶性膳食纖維，可以抑制小腸吸收糖分，避免餐後血糖值急速上升（有關餐後血糖值急速上升可參考第四十六頁）。

事實上，這個**「蔬菜和海藻含有的水溶性膳食纖維」不只能抑制糖，還能抑制中性脂肪的吸收，可說有雙重效果**（用餐後中性脂肪上升過多，會增加罹患心血管疾病的風險）。

不喜歡吃蔬菜或海藻，或沒有時間準備的人，推薦使用「難消化性麥芽糊精」的補充劑。這是一種由玉米等澱粉製作而成的膳食纖維，可以輕鬆溶解於飲品中，加熱也不會受到影響。我也會將它加到吃正餐時的飲品或味噌湯中食用。另外，市面上有販售許多含難消化性麥芽糊精的瓶裝飲，可以先從這類產品試試看。

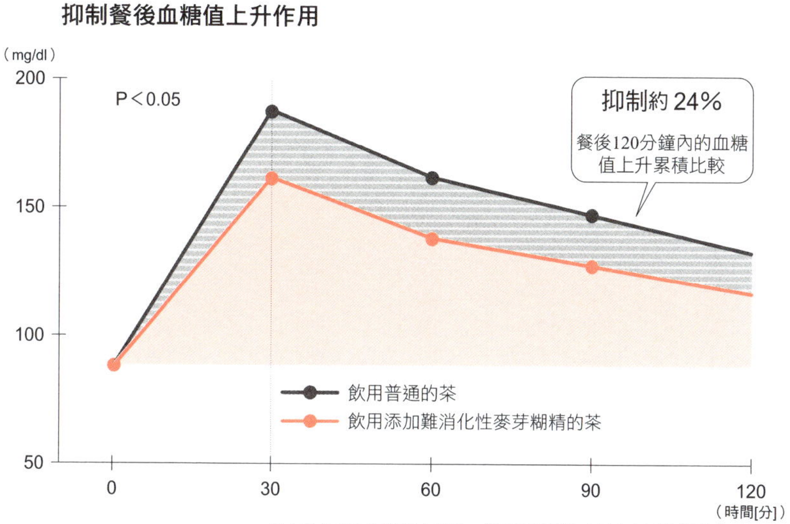

※由於飲食內容和個人差異，並不保證所有人都會得到這樣的結果

參考：日本食物纖維研究會誌 Vol.3 No.1:13-19（1999）

無論是補充劑還是茶飲，請務必記得在「餐前攝取」。

而且，難消化性麥芽糊精還有另一個令人開心的效果，就是能夠調節腸內環境，對排便非常有幫助。水溶性膳食纖維是乳酸菌和雙歧桿菌的養分，建議也攝取這些有益菌。不僅能進一步改善腸道環境，還有助於穩定血糖值，真是一舉多得。

重點整理

- 蔬菜所含的水溶性膳食纖維，不僅能抑制糖分的吸收，還能有效抑制中性脂肪的吸收
- 可以利用以難消化性麥芽糊精為成分的補充劑或茶飲

Hint 39

忘掉「如果是早上就可以」的神話！如果忍不住想吃甜食，什麼時候吃是OK的呢？

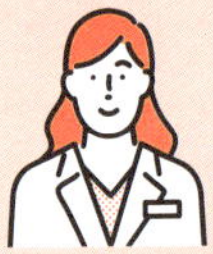

相信許多人都認為「甜食早上吃ＯＫ！因為整天都在活動」，像這樣「如果是早上」的神話其實是一大誤解！

事實上是「早上才不行」。我親身經歷過，所以深刻理解到這一點。

我罹患的一型糖尿病，身體完全無法分泌胰島素，因此每次進食都必須注射胰島素。須要根據攝取的碳水化合物量來計算所需胰島素劑量。然而，早晨血糖值特別容易上升，因此要注射更多的胰島素。如果在這樣的早晨吃甜食……後果可想而知。

那麼，為什麼早晨血糖值會上升呢？

唯一能夠降低血糖值的荷爾蒙是胰島素。相對地，有一些「胰島素阻抗荷爾蒙」會提升血糖，包含皮脂醇、腎上腺素、生長激素以及升糖素。這些荷爾蒙在半夜到清晨的分泌量會增加，對於健康的人來說，這有助於維持血糖穩定。然而，對於胰島素作用減弱的糖尿病患者、胰島素阻抗者、容易出現血糖尖峰的人，或者像我這樣完全無法分泌胰島素的人來說，這些胰島素阻抗荷爾蒙會導致早晨血糖容易升高。因此，即使早餐吃得很簡單，餐後血糖仍可能出乎意料地高。而如果在早上吃甜食，血糖值會飆升得更明顯。這種升高的血糖會持續影響到午餐前，進而導致午餐後血糖值更高……如此一來，便進入了一個惡性循環。

與「早上吃甜的」**相同要注意的是「晚上洗澡後的甜食」**。在活動量少的時間內攝取甜食，血糖值會更容易升高，並且高血糖的狀態可能持續到隔天早上。這會導致早上的血糖值上升，進而讓當天的血糖值整體偏高。

如果真的忍不住想吃甜食，建議選擇在中午時段，並透過「減少下一餐的攝取量」或「比平時更積極活動」來調整平衡。

重點整理

- 早餐吃甜食會使血糖值上升，進入惡性循環
- 若要吃甜食就選在中午

Hint 40

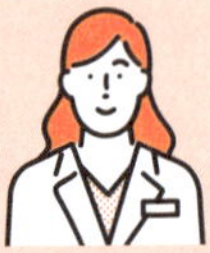

想大吃大喝時的「救急餐」是分量滿滿的蓋飯

有時候會突然特別想吃分量滿滿的正餐。這時，不妨利用「食慾增進荷爾蒙」和「食慾抑制荷爾蒙」的特性，來製作一碗分量滿滿的蓋飯吧！

食物被消化、吸收後，身體進入飢餓狀態時，胃會分泌「飢餓素」，刺激大腦產生飢餓感，這就是「食慾增進荷爾蒙」。攝取食物後，飢餓素的分泌量會下降，而讓分泌量減少的關鍵物質是葡萄糖。也就是說，若攝取醣較少的飲食，飢餓素的分泌量可能無法下降，進而持續刺激食慾，讓飢餓感更加明顯。

另一方面，脂肪細胞會分泌「瘦素」，這是一種作用於大腦、具有抑制食慾效果的「食慾抑制荷爾蒙」。瘦素的分泌通常在進食後約二十分鐘開始增多，而胰島素的刺激會進一步促進瘦素的分泌。因此，如果沒有攝取足量能引發胰島素分泌的醣，瘦素的分泌量可能不足，導致無法有效抑制食慾。因此，避免攝取醣看似健康，實際上反而容易讓飢餓感持續，甚至因為無法抑制食慾而暴飲暴食！

雖然只攝取蛋白質或脂質也能透過**「腸泌素」**（參考第一九二頁）的影響來減輕飢餓感，但適量攝取醣會比較好。這就是僅靠沙拉與豆腐無法得到滿足感的原因。

那麼，我推薦的**「救急餐」**是利用白飯加入碎花椰菜或切細的嫩豆腐混合，讓量增加但更健康。也可以試著將微波加熱的豆芽放入飯中，或者將切碎的蒟蒻絲與白米一起煮。在這樣健康的飯上擺放納豆、豆腐、鮪魚、酪梨，以及無油的罐頭鮪魚等，不僅「視覺上美味」，還能提升飽足感。我在做咖哩飯時會將切絲的高麗菜放入米飯中，作為「增加分量的策略」，能吃得更豐盛。

重點整理

- 如果完全不攝取醣類，可能會因為荷爾蒙的影響導致飢餓感持續，最終引起食慾大漲
- 推薦使用「混合低醣食材的增加分量飯」來製作蓋飯

Hint 41

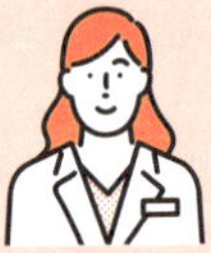

好想吃拉麵！這時候就吃這個「OK拉麵」

大家都很喜歡拉麵，但也認為拉麵對穩定血糖值有礙。然而，實際上並不完全如此。一碗醬油拉麵或鹽味拉麵、味噌拉麵大約是五百～八百大卡，並沒有想像中高。醣含量約為五十～七十克，作為一餐醣量並不會太多。配菜可以選海苔（膳食纖維）、蛋（蛋白質）、豆芽菜（膳食纖維、維生素B_1）、筍乾（膳食纖維、鉀）。

要特別注意的是豚骨拉麵和叉燒拉麵。雖然醣含量與其他拉麵相差不大，但脂肪含量卻明顯較高。脂肪每克為九大卡，而醣含量則為四大卡。由於脂肪的熱量是醣量的兩倍以上，因此更容易導致發胖。此外，糖尿病患者若攝取較多的「碳水化合物＋脂肪」組合，餐後高血糖的持續時間會延長，加劇對血管的損害，還可能對中性脂肪和膽固醇產生不良影響……

當詢問那些餐後中性脂肪值較高的患者吃了什麼，大多數人的回答都是豚骨拉麵。我的診所在橫濱，而當地的豚骨系拉麵特別多，這或許也是一個原因。

至於泡麵，雖然它因為是油炸，給人脂肪含量很高的印象，但實際上並沒有那麼多。此外，碳水化合物含量約為五十克左右，並不算特別高。因此，如果只吃一碗，是可以接受的。

誰啊？誰在吃泡麵配飯糰？

如果吃泡麵，建議搭配蔬菜沙拉（補充膳食纖維、維生素等）、豆漿（提供膳食纖維與蛋白質），或起司（富含蛋白質與脂肪），這樣可以減緩餐後血糖的急遽上升。

最後，我有一個請求：**「別喝湯！」**這點適用於所有拉麵，因為拉麵的鹽分含量很高！一碗拉麵的鹽分超過五克，相當於每日建議攝取量的一半以上。攝取過多鹽分不僅會導致血壓升高，還會增加腎臟負擔，甚至引起水腫，因此務必盡量減少攝取（第一三四頁）。

重點整理

- 醬油・鹽・味噌拉麵ＯＫ。豚骨拉麵・叉燒麵要注意！
- 一碗拉麵的鹽分含量就超過每日建議攝取量的一半，所以別喝湯

Hint 42

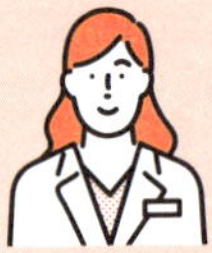

抛開交換表！碳水化合物計算大致抓個量就好！

「食物交換表」是為了讓糖尿病患者能夠均衡飲食而設計的。將各種食物分為六大類（表），並以八十卡為一單位來列出清單。這樣一來，同一類別的食品A〇克和B□克可以依個人喜好「交換」，但熱量幾乎不變。不僅能夠在相同熱量下變換不同料理，連外食時也能大致推算「這道菜約是□單位」。

確實，這種方法能幫助攝取均衡營養，若能熟練掌握，當然是很好的工具。我自己在罹患第一型糖尿病後，直到大學畢業為止一直是用這種方式控制。然而，我完全理解有些患者會覺得這種方法麻煩，因此在進行營養指導時不會強加要求。此外，當糖尿病進展到糖尿病腎病變等須要更嚴格營養計算的階段，交換表的「單位計算（因四捨五入導致的誤差）」可能會產生較大的誤差。因此，許多營養師更推薦使用食品成分表來計算，而非單純運用交換表。

我推薦的方法是**「碳水化合物計算」**。這種方法不是計算熱量，而是掌握食物中的醣量，並活用於血糖管理。關於各種食物的醣量，目前市面上有「醣量速查表」的書籍和應用程式，也可以在網路上查詢。以**十克醣量＝「一Carbo」**的概念來記憶，例如：便利商店飯糰大約四Carbo」「肉類、魚類、雞蛋大約〇Carbo」。

這樣記住一些常見食物的醣含量，在外食選擇時會更方便。此外，也有「食物醣含量代換表」可供參考。

這種碳水化合物計算的好處在於，可以讓每餐的醣攝取量保持在適當範圍內，有助於穩定食後血糖。對於須要注射胰島素的患者來說，這種方法也有助於根據餐點中的醣含量來調整胰島素劑量。因此，為了讓血糖更穩定，請試著學習並活用碳水化合物計算吧！

重點整理

- 食物交換表最近雖然不太受歡迎，但仍然是均衡攝取營養的便利工具
- 碳水化合物計算能幫助掌握食物的醣含量，有效應用於血糖管理

Hint 43

葡萄酒、優格、納豆……被認為對糖尿病有益的食物，實際效果是？

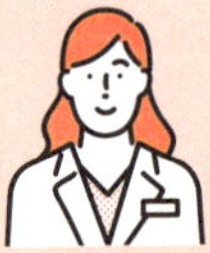

世上有許多被媒體報導為「對糖尿病有益」的食品。

但這些說法是真的嗎？

例如**紅酒**。紅酒因其豐富的多酚（Polyphenols）被期待能減少罹患動脈硬化的風險，因而引發熱潮。不僅紅酒，咖啡及各種蔬菜中也含有多酚。研究顯示，多酚能抑制胰島β細胞的氧化，有助於維持胰島素的分泌能力。二〇二二年，美國心臟學會發表研究指出，「適量的飲酒習慣可能降低第二型糖尿病風險」。對日本糖尿病患者來說，「適量」指的是約一杯（一二〇毫升）。不過，要注意別飲酒過量。

優格含有「益生菌」（第一一六頁），能促進腸道內的好菌生長，改善胰島素阻抗，進而幫助管理血糖。此外，優格中的鈣質也能有助於維持胰島素分泌功能。腸道環境不佳可能導致胰島素阻抗增加，甚至引發肥胖等壞影響。因此有些人會為了改善腸道而大量攝取優格，**但過量攝取乳製品可能導致醣與脂肪攝取過多，反而造成血糖升高**，甚至影響中性脂肪與壞膽固醇。因此，建議選擇無糖優格，並適量攝取。

納豆富含維生素 K，有助於預防骨質疏鬆症。糖尿病患者罹患骨質疏鬆風險較高，因此適量攝取納豆有助於維持骨骼健康。此外，納豆含有水溶性膳食纖維，可延緩食物消化與吸收速度，減緩餐後血糖上升。同時，納豆菌本身也是一種益生菌，能改善腸道環境，進而幫助穩定血糖。

還有許多被認為有助於降低糖尿病風險的食物。隨著研究的進展，像這樣的食物會越來越多吧。

重點整理

- 紅酒、優格和納豆含有能預防糖尿病的成分
- 勿深信熱門話題食品，最好的方式是均衡攝取各種食材

Hint 44

油？脂肪？選對油就能成為助力！

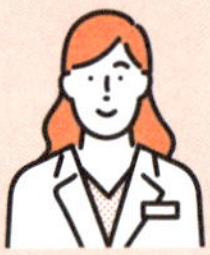

這可能是大家意外地都不知道的話題。只吃含醣食物會讓血糖值劇烈上升，但如果加上一點脂肪，就能減緩餐後血糖值的上升！

明明之前說過脂肪不好？其實重點是每次加的量不要超過一大匙。例如，塗上一層薄薄的奶油在吐司上，或者在白飯上放一點辣油都是可以的。

不過，這裡是指比起單獨吃吐司或白飯，加上一些脂肪對血糖會比較好。當吃了含有脂肪的配菜，就不須要再額外添加了。正如大家所知，攝取過量的脂肪是使餐後血糖上升的原因。

脂肪有**「不飽和脂肪酸」**和**「飽和脂肪酸」（如肉類、奶油、豬油等動物性脂肪含量較高）**之分。不飽和脂肪酸又可分為如魚油、藍莓油、亞麻仁油的「Omega3」、如菜籽油、玉米油、芝麻油等的「Omega6」，以及如橄欖油的「Omega9」。而**保持 Omega3 與 Omega6 的比**

■ 油脂的分類

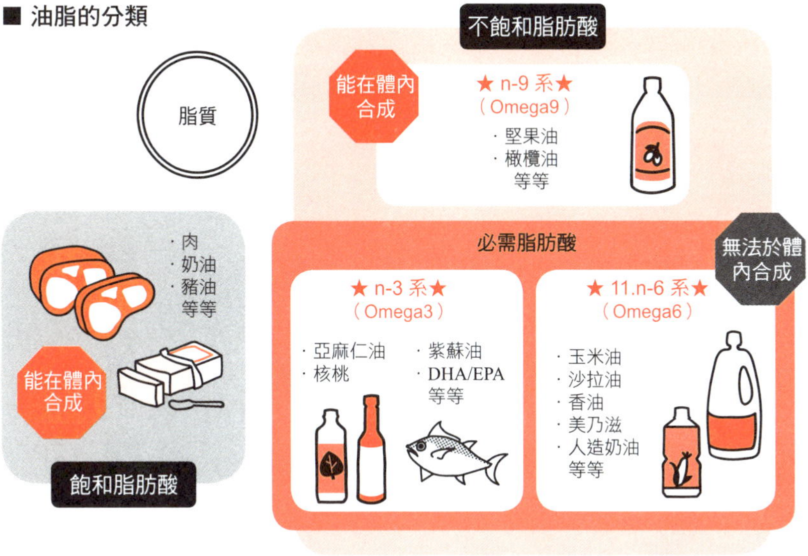

參考：http://www.wing-inc.com/20200801_1136

例為一：二非常重要。

若攝取過多的 Omega6，會提高罹患動脈硬化及心臟病的風險，因此須要特別注意。美乃滋和人造奶油（Margarine）中就含有大量的 Omega6。請試著在日常飲食或零食中，留意攝取到的脂肪吧。

重點整理

- 只吃含醣的餐點，加上一點脂肪後，餐後血糖值會比較平緩
- 也須要留意美乃滋和人造奶油，以及料理或甜點中使用的脂肪

Hint 45

疏忽大意！水果真的對身體有益嗎？與血糖的危險關係

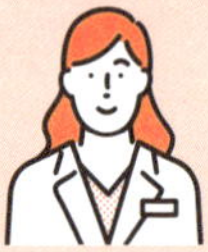

糖尿病及糖尿病預備軍的各位，請立即捨棄「水果含有豐富的維生素，天然的甜味對身體有益」這樣的錯誤觀念。詢問過一些血糖控制不理想、糖化血色素A1c稍微上升的患者後，水果信仰者的他們經常都會回說：「因為現在是桃子的季節」「收到很多柿子」「聽說香蕉對便秘有幫助」。雖然季節性水果的確很好吃，但水果對血糖控制不利也是事實。請立刻捨棄「水果不會使血糖大幅升高」的錯誤觀念。讓我再強調一次，**水果會讓血糖急劇上升**！作為證據，我自身低血糖時會喝百分百果汁，因為它確實能迅速提高我的血糖。

水果對身體有益，這僅限於「健康人適量食用水果」的情況。糖尿病患者或對血糖控制有疑慮的人，過量食用水果會使血糖上升，進而使血糖控制更加困難，這是肯定的。

舉例來說，大家喜愛的香蕉的醣類大約是二十克，而蘋果的醣類大約是四十克。一碗白飯

（一五〇克）的醣類大約是五十克，所以水果的醣類幾乎可以和白飯相當。坦白說，只要飲食均衡，根本不須要特意多吃水果。水果中的葡萄糖會直接提高血糖，果糖則容易增加中性脂肪，使人發胖，還可能導致脂肪肝，結果是引發胰島素抗性，進一步升高血糖。

然而，還是有不少人認為餐後水果是必不可少的。對此，我提出了一個最大妥協的方案。醣類較高的香蕉，建議食用不到一根，蘋果建議只吃半個，柿子則建議吃一個以內。如果選擇醣類較少的水果，如草莓、櫻桃或哈密瓜，只要「適量」，那麼就可以食用。若是「一天吃一次，量要控制在一個手掌」，就能將血糖急劇上升的風險降到最低。

重點整理

- 水果的葡萄糖和果糖會引起血糖值上升、胰島素抵抗
- 水果「一天吃一次，量控制在一個手掌」

Hint 46

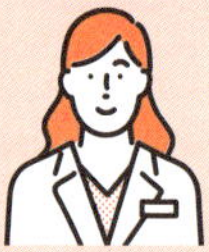

菊芋、系寒天、醋黃豆……引發熱潮的食材的真相？

「對糖尿病有益」而掀起熱潮的食物有很多吧？

低熱量且富含膳食纖維的食物，似乎特別容易流行。

「菊芋」曾因被稱為是能預防糖尿病的「天然胰島素」而引起話題。它的醣類比其他芋類低，膳食纖維卻非常豐富，因此若作為芋類的替代品，是有助於控制血糖的。

由海藻「石花菜」製成的**「寒天」**，也曾風靡一時。日本長野縣是寒天的主要產地，因此曾有說法稱「長野人長壽，是因為長期食用寒天」，帶動了寒天熱潮。然而實際情況是，長野縣民曾因攝取過多鹽分而壽命偏短，後來縣政府積極推動減鹽，這才使得長野成為長壽縣，並非是因為寒天的功勞。不過，寒天本身熱量低，有助於腸道健康，對於血糖控制仍然是個不錯的選擇。我自己也會在味噌湯裡加一些絲寒天來享用。

「豆渣粉」是將豆渣乾燥研磨成粉末，除了能應用在各種料理外，曾因其有助於腸道健康而引起熱潮，導致超市一度賣到缺貨。「燕麥片」與「小麥麩皮（Bran）」也曾流行過。事實上，麩皮與豆渣原本是製作小麥粉與豆腐時產生的工業廢棄物，如今卻成為「健康食品」，這也符合 SDGs（聯合國永續發展目標）的精神。這些食材都富含膳食纖維，即使退燒，也值得適量納入日常飲食中，幫助控制血糖。

曾引發巨大熱潮的「醋黃豆」被傳能降低血糖與血壓，甚至治癒腰痛，幾乎被當作萬靈藥。醋和黃豆本身的確對管理血糖有所幫助，但「醋泡」是否能發揮額外效果，則尚無定論。同樣地，「洋蔥」曾因能「降血糖、促進血液循環」的說法而受到矚目，但日本國立健康・營養研究所對此的評價則是：「在人類身上尚無足夠可靠的研究證據」。「可可」因富含多酚而受到追捧，但若要飲用，建議避免加糖，以免影響血糖控制。

每隔幾年就會有新的風潮興起，但在糖尿病管理上，單一食物不可能成為救世主。最根本還是要保持均衡飲食，適量攝取。

重點整理

- 低熱量且富含膳食纖維的食物容易引起流行
- 對於糖尿病管理，單一食物不可能成為救世主

Hint
47

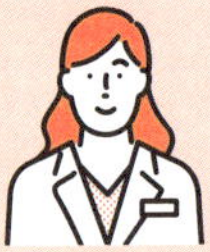

日式甜食中的醣類是西式甜食的兩倍？真的很想吃甜食時的選擇要點

與其強行壓抑「喜歡吃甜食」的心情，不如聰明地攝取甜食，避免壓力累積，這樣才能細水長流地維持血糖控制。

要避免因為吃喜愛的點心導致血糖飆升，最基本的原則就是選擇低醣食品。純醣類的點心會讓血糖急速上升，但若含有膳食纖維或少量油脂，則能使血糖上升趨緩，並提高飽足感。不過須要注意的是，添加油脂後，雖然有助於血糖控制，但熱量（能量）也會隨之上升。重點在於「醣類＞熱量＞纖維量或脂質量」。

關於甜點，**很多人誤以為「日式甜食比西式甜食更健康」**。但若從血糖上升的幅度來看，我反而更推薦西式甜食。事實上，日式甜食所含的醣類普遍高於西式甜食，而日式甜食的甜度卻比歐美甜點低。

■日式甜食與西式甜食的醣含量・熱量

		醣含量	熱量
日式甜點	仙貝（一片：約20克）	17g（8.5g/10g）	約75kcal
	羊羹（一塊：約50克）	35g（7g/10g）	約150kcal
	大福（一個：約100克）	50g（5g/10g）	約250kcal
西式甜點	餅乾（一片：約10克）	7g（7g/10g）	約45kcal
	起司蛋糕（一塊：約100克）	25g（2.5g/10g）	約320kcal
	泡芙（一個：約80克）	20g（2.5g/10g）	約170kcal

購買便利商店甜點時，請養成查看營養標示的習慣，確認醣類與熱量的數值。雖然不同種類的甜點在分量與成分上不盡相同，不容易直接比較，但整體而言，西式甜點的醣類遠低於日式甜點。

像羊羹即使是用寒天凝固且使用了紅豆，但其實有用上大量的砂糖，含醣量極高，所以會導致餐後血糖急劇飆升。

最終，最重要的，還是含醣量。

重點整理

- 對糖尿病患者來說，選擇甜點的要點在於「醣類＞熱量＞纖維量或脂質量」
- 與日式甜點相比，西式甜點中的醣類含量較低

Hint 48

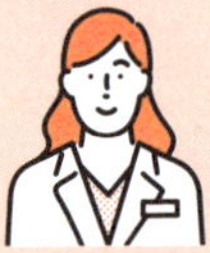

積極使用能抑制糖吸收的食材，預防血糖值急速上升！

在進食前攝取水溶性食物纖維，能和緩糖的吸收。**重點在於「餐前食用」**。如果是在用餐中或餐後才攝取，效果會不佳，請特別注意。

【秋葵】你可能聽過「秋葵的黏稠物質可以減緩糖分吸收」。這種黏稠成分是水溶性膳食纖維的一種，也就是果膠。果膠也存在於柳丁、蘋果等水果中，但因為水果的醣類較高，要適量攝取。同樣地，山藥也帶有黏滑口感，雖然看似健康，但每一百克含有約二十克醣，雖然比其他薯類低，但仍容易升高血糖，請適量食用。

【納豆】納豆雖然也帶有黏稠性，但其黏絲的主要成分與血糖值無關。不過，納豆本身富含膳食纖維，且同時含有水溶性與非水溶性纖維，這正是它的優勢。特別是水溶性纖維，能夠減緩糖分吸收，抑制餐後血糖的急劇上升。納豆本身低醣，建議積極食用。

【大麥．燕麥】說到水溶性膳食纖維，我很推薦大麥與燕麥。不過，水溶性膳食纖維會讓糞便含水量增加、變軟，若過量攝取可能會導致腹瀉。因此，雖然要積極攝取，但仍需適量。市面上也有特定保健食品或補充劑可供選擇，但請遵守用法與用量。

【海藻】低醣且富含水溶性膳食纖維的食物還包括海帶、昆布、蒟蒻等海藻類。不過，過量攝取海藻可能會導致甲狀腺激素失衡，因此不宜過量。特別是甲狀腺機能亢進的貝塞特氏病，或甲狀腺機能低下的橋本氏甲狀腺炎的患者，過量攝取海藻可能影響治療，務必注意。

重點整理

- 餐前攝取水溶性膳食纖維，有助於減緩糖的吸收
- 適量攝取黏滑食材，可降低糖的吸收速度，抑制餐後血糖的急劇上升

Hint 49

五點降低腸道活動所產生的血糖值

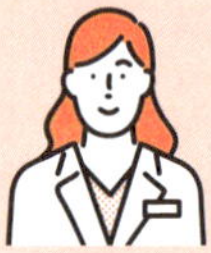

腸道保健「**腸活**」的目標，是打造讓益菌比壞菌更具優勢的環境。益菌能預防肥胖、降低血糖值並提升免疫力，而有害菌則會產生有害物質與致癌物，對健康造成不良影響。因此，改善腸道環境就能調整血糖值。

【增強有益菌，優化腸道環境的關鍵】

①食用優格等富含益生菌（乳酸菌、比菲德氏菌等）的發酵食品。壞菌增加容易引起慢性發炎、胰島素阻抗。利用優格來增加益菌能預防胰島素阻抗。但是，攝取添加甜味劑和過多的乳製品，會導致醣與脂肪的攝取過多，反而使血糖上升。即使是對健康有益的食物，也應控制適量攝取。此外，也可以服用益生菌補充品。

②攝取富含水溶性膳食纖維的食物，可延緩食物消化與吸收，使血糖變化更平穩。水溶

性膳食纖維也是益菌的養分，這類食品被稱為**「益生元」(prebiotics)**。若難以從飲食中攝取，可考慮使用難消化麥芽糊精等補充品。

③益生元中也包含像寡糖這類難消化性醣類。因為具有甜味熱量低、血糖不會升高的效用，因此可以作為砂糖或蜂蜜替代品來使用。

④非水溶性膳食纖維能增加糞便的體積並促進腸道蠕動，有助於排便順暢，能將腸道內的有害物質一併排出。

⑤步行、伸展運動、按摩等輕度運動也能刺激腸道，使蠕動更活躍，對腸內環境有良好影響。請養成經常活動的習慣。

順便一提，要特別選擇某種類型的膳食纖維可能不太容易，因此可以多攝取低醣的高纖維食物，如大豆、海藻、菇類、葉菜類等。調整腸內環境需要耐心與持續。

重點整理

- 增加大腸益菌的「腸活」對糖尿病和肥胖症有良好效果
- 如果能同時攝取「益生菌」與「益生元」，將會達到事半功倍的效果

Hint 50

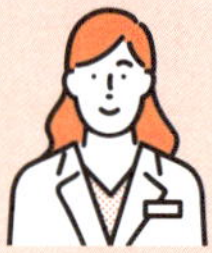

調味料的醣意外很高！要注意醬油、味噌、醬汁的醣！

詢問患者時，不少人都說會在料理上「澆滿」醬汁。

事實上，調味料是經常被忽略的盲點！因為其中有不少含有相當多的醣。像是帶有甜味的味醂，大家應該能想像得到，每大匙約含有七．八克醣。醬汁類的伍斯特醬、中濃醬和炸豬排醬之中，中濃醬的醣最多，每大匙約有五．四克醣。味噌豬排醬也很甜。番茄醬每大匙約含四．七克醣，雖然美乃滋較低，每大匙約〇．二克，但讓人意外的是，低卡美乃滋反而稍微高一些，約〇．三克。至於醋類，穀物醋每大匙約〇．三六克糖，而加入甜味劑的壽司醋則約有五克。醬油方面則因地區而異。一般的濃口醬油每大匙約一．四克糖，而甜口刺身醬油則高達三．二克。味噌的糖分也因種類而不同，其中白味噌的醣最多，每大匙約五．八克。市面上已經有零醣的味醂、料理酒和醋，可以善加利用。

■ 調味料的平均醣量

調味料	醣量（g）※
味醂	7.8
伍斯特醬	4.5
中濃醬	5.4
豬排醬	5.0
番茄醬	4.7
美乃滋	0.2
低卡美乃滋	0.3
穀物醋	0.3
義大利香醋	2.9
壽司醋	5.0
濃口醬油	1.4
甘口壽司醬油	3.2
米味噌	3.0
白味噌	5.8
麥味噌	4.3

※一大匙（15g）

因為糖尿病容易併發味覺障礙，會不知不覺越吃越重口味。習慣了重口味，不僅會導致糖尿病，還可能引發高血壓和肥胖症。因此，務必要清淡飲食。想適應清淡的口味，可以嘗試營養師們長期以來一直提倡的一些有效小技巧（可參考第一三五頁），建議大家在家中也可以試試。品嘗清淡料理時，請慢慢地細嚼慢嚥，好好體會食材的原味與風味。

重點整理

- 醬汁和番茄醬、醬油等調味料醣含量意外的很高
- 使用太多調味料不只會使血糖值上升，也會增加肥胖跟高血壓的風險

Hint 51

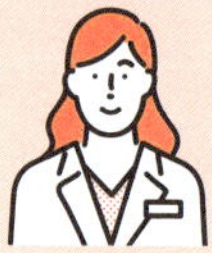

餐前的「醋」是控制血糖的友軍！但是醋飲……

醋自古以來就被認為對健康有益，也有人相信醋能讓身體變柔軟。關於讓身體變柔軟這一說法完全是誤解，但在健康效果方面，由於醋中含有的醋酸能抑制餐後血糖上升、控制血壓上升，並促進脂肪燃燒，相關研究正不斷進展，令人期待。

關於餐後血糖的研究中，有多項實驗結果指出，非糖尿病患者若在餐點中加入一大匙食醋，血糖上升幅度會比未加入時低。為了提高效果，建議「餐前」攝取醋，與葡萄糖苷酶抑製劑（α-glucosidase inhibitor）或難消化性麥芽糊精有相似的效果。如果難以在每餐前攝取，選擇在一天中吃最多的一餐前飲用也可以。每日攝取量建議為一至二大匙。

我有些患者的血糖控制得非常好。詢問他們的飲食時發現，許多人在餐前會喝醋或是吃醋類料理。不僅是醋本身的效果，「餐前喝醋」這個行為也提升了健康意識，能有效抑制暴飲暴食，形成加成效果來幫助穩定血糖。

請注意！像蘋果醋等每大匙的醣含量約為一至二克，雖然是無須擔心，但某些市售有甜味的醋飲料含醣量相當高，須要特別留意。另外，原醋對胃較刺激，應稀釋後飲用。在料理中，建議避免使用含糖的糖醋醬汁來製作糖醋肉等料理，改選擇可以順便達成蔬菜優先的醋拌料理或醃漬物更佳。此外，將帶骨肉用醋與甜味料燉煮，不僅味道清爽，酸味經過加熱後也會消失而更容易入口，且效果不會減弱。同時，醋還有助於鈣質的吸收，而鈣對糖尿病的預防也有幫助，可以產生雙重效果（第一二六頁）。

將醋融入日常飲食，吃得美味又降血糖吧！

重點整理

- 有許多報告表示，喝醋有助於餐後血糖值穩定。一天約一至兩大匙即可
- 要注意市售的許多醋飲含大量的醣

Hint 52

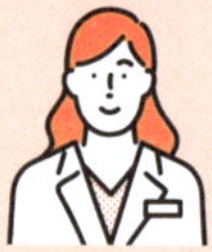

喝了就會變！「有益身體的飲品」與「讓血糖值飆升的飲品」

我認為飲品中不須要含醣，但如果偶爾想喝點甜的，**可以查看營養成分標示，選擇每一百毫升醣五克以下的產品**。

【推薦的「有益身體的飲品」】

特定保健用品茶飲：難消化性麥芽糊精或番石榴茶多酚可抑制餐後血糖上升，建議在餐前或餐中飲用。不過請別誤解，血糖有問題的人即使大量飲用，血糖也不會因此大幅下降。

咖啡：雖然有研究指出咖啡因會刺激交感神經，導致讓血糖上升的荷爾蒙增加，但實際上血糖不會明顯上升。黑咖啡是最佳選擇。如果想加甜味，建議使用人工甜味劑。奶類方面，比起牛奶，選擇豆漿或杏仁奶更佳。

豆漿：每兩百毫升的牛奶醣類約有十克，而調製豆漿（調整豆乳）約五克，無調製豆漿約三克。不僅有飽足感，還富含植物性蛋白質，因此早餐搭配豆漿比只吃麵包能更有效避免餐後血糖上升。

番茄汁：每兩百毫升含醣約六至八克，醣含量算中等。然而，番茄中的茄紅素具有強抗氧化作用，有助於預防動脈硬化與生活習慣病。此外，番茄汁富含鉀，有助於促進排出體內的鹽分，改善血壓。但請選擇無鹽版本。

【不要再喝比較好！「讓血糖值飆升的飲品」】

蔬果汁：不少人想補充蔬菜時會選擇喝蔬菜汁，但每兩百毫升含醣約二十克。會對血糖造成影響。果汁的醣量也差不多。

乳酸菌飲料：即便是少少的六十五毫升，含醣量也約有十克。我通常會在低血糖時飲用。

運動飲料：每兩百毫升含醣量約十克。建議選擇無醣的。

拿鐵：鋁箔包裝的拿鐵每兩百毫升含醣量約二十克。

重點整理

- 飲料選擇時，請查看營養成分標示，選擇每一百毫升含醣五克以下的產品
- 番茄汁的茄紅素有強抗氧化作用，所以ＯＫ

Hint 53

聰明使用代糖！甜且低熱量的強大夥伴

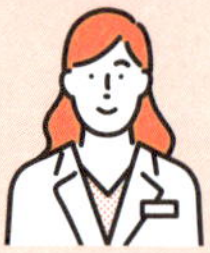

人類生存需要能量，而且人類渴望能量豐富的甜食，或許是源自遠古時代的本能。沒錯，我們難以抗拒甜點的誘惑。這或許是那段在嚴酷自然環境中掙扎求生的痕跡。

然而！現在卻是營養過剩的時代。如果一再屈服於甜食的誘惑，就會導致肥胖與糖尿病。那麼，該如何避免這些悲劇呢？

這時候，**低熱量的「代糖」（甜味劑）**就派上用場了！因為甜且低熱量，對要注意血糖控的糖尿病患者或有風險的族群，以及正在減重中的人來說，堪稱是救世主。

甜味劑主要可以分為「醣類」與「非醣類」兩大類。醣類又可分為「砂糖」「澱粉來源糖」（葡萄糖、果糖、麥芽糖）「其他糖類」（寡醣）「糖醇」（赤藻糖醇）四種。非醣類可分為天然甜味劑（甜菊糖）人工甜味劑（阿斯巴甜）兩種。

為什麼像寡醣和阿斯巴甜這類作為砂糖替代品的甜味劑熱量極低呢？其實，人體負責吸收能量的主要是小腸。然而，小腸並不會吸收攝取到寡醣，而會直接進入大腸。在大腸中，寡醣會成為益生菌的養分，進而促進益生菌繁殖，可說是一舉多得！至於阿斯巴甜，其甜度是砂糖的數百倍，因此只需要極少量即可達到相同的甜味效果。用量極少，自然能抑制熱量攝取。

這樣一來，即使在工作時因為「好想吃甜的！」而感到煩躁，也完全不會有問題。只要在包包或口袋裡放幾包**棒狀代糖**隨身攜帶就行了。無論是在辦公室還是外出時，都能毫無罪惡感地享受一杯甜滋滋的咖啡。再也不用害怕甜食的誘惑了！

重點整理

- 代糖因為熱量比砂糖更低，推薦攜帶棒狀代糖
- 寡醣等的甜味劑能成為大腸裡的益菌養分

Hint 54

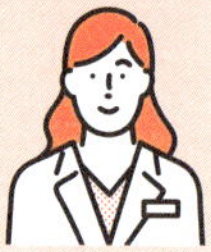

鈣與維生素D的要點是「一起攝取」與「量多」

大家都知道鈣與維生素D會幫助強健骨骼，但其實與糖尿病也有關係。鈣是胰臟中β細胞分泌胰島素時的必須物質，另一方面，β細胞上有接受維生素D的入口（＝受體），這也與胰島素的分泌息息相關。

那麼，攝取鈣質或維生素D就能降低血糖嗎？可惜事情沒那麼簡單……。例如，患有骨質疏鬆症的人常服用維生素D製劑進行治療，但血糖卻沒有因此下降。

雖然原因尚未可知，但多數報告指出，**攝取許多的鈣與維生素D能降低罹患糖尿病的風險**。還未被診斷為糖尿病但擔心血糖問題的人，可以有意識地攝取鈣與維生素D來降低罹病風險。但**其實維生素D才是關鍵，因為它能幫助鈣質的吸收**。維生素D不僅能從食物中獲取，還能透過曬太陽在體內合成。由於僅靠飲食難以攝取足夠的維生素D，所以來適度曬太陽以增加維生素 D 與鈣的攝取量吧。在日照減少的冬季，血液中的維生素 D 會減少，加上寒冷天氣運動量減少、吃下的食物增多、聚餐活動頻繁，因此許多人容易出現血糖上升的現象。

由此看來，冬季日照不足與糖尿病的發生似乎有一定的因果關係。

不過，過量攝取鈣與維生素 D 可能會導致問題。若體內鈣質過高會引發高鈣血症，導致便秘、嘔吐等症狀，嚴重時甚至可能引起意識障礙或致命。特別是透過補充劑攝取時，更容易發生過量問題，因此建議事先與主治醫師商量，畢竟「凡事過猶不及」。

重點整理

- 鈣與維生素 D 被認為可以幫助胰島素分泌
- 「一起」好好攝取鈣與維生素 D 可以降低糖尿病風險

Hint 55

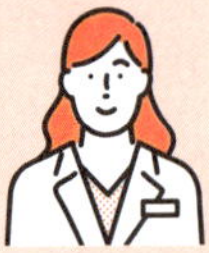

到達身體的各個部位，喝水吧！

人類的健康是由食物、運動、環境等各個要素所構成。當然想必大家也知道水同樣重要。畢竟水占了人體的六十～六十五％。

因為糖尿病而導致胰島素分泌減少，胰島素的作用下降後，血液中糖的濃度就會變高。通常糖會被腎臟吸收，不會隨著尿液排出。但是，一旦血液中的糖濃度過高，糖會與大量水分一起經由腎臟，透過尿液排出體外。因此，排尿量與次數會增加。這樣一來，身體自然會脫水。為了改善情況，就會喝大量的水。因此，「口渴」「大量飲水」「頻繁上廁所」與糖尿病患者的「身體水分」有著非常密切的關係。

從飲料與食物中攝取的水分會經由血管，將葡萄糖等營養素與氧氣運送至全身，同時通過腎臟排出體內的代謝廢物。在此過程中，如果水分不足，就會出現「血液黏稠」現象，增加罹患腦中風與心肌梗塞的風險。這也會對腎臟造成負擔，因此應避免以預防糖尿病腎病變。此外，由於微血管中營養素與氧氣的流動變差，「能量代謝」也會下降。由於血糖值代表血液中葡萄糖的濃度，因此在脫水狀態下血糖值會上升。相反地，如果水分充足，代謝會提升，血糖值也較容易下降。

根據歐美的研究，一日的飲水量約在一・五公升，而且建議「經常少量多次喝水」，並特別提倡「起床與沐浴後，各喝一杯水」。

順便一提，就像有些人會問「香蕉算點心嗎？」一樣，也有人會問「酒算水分嗎？」答案是ＮＯ。因為酒精有利尿作用，不僅無法補充水分，還可能會導致身體流失更多水分，請特別注意。

重點整理

- 若身體有充足的水分，代謝自然會上升，血糖值也會下降
- 酒精有利尿作用，無法視做水分補給

Hint 56

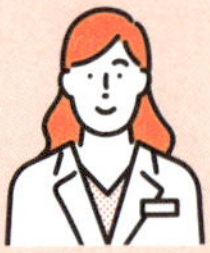

利用大豆的第二餐效應來控制一日的血糖

若不吃早餐而拉長了空腹的時間，很容易在下一餐後出現高血糖的情況。這是因為長時間禁食會導致血液中的游離脂肪酸增加，進而引發胰島素抵抗。此外，另一主要原因是過度飢餓而一次吃下了比平時更多的食物。

然而，光吃早餐並不夠，早餐的內容對當天的血糖值有著重大影響。所謂的**「第二餐效應」**是指第一餐的內容會影響到第二餐後的血糖反應。

事實上，**如果第一餐是高醣飲食，第二餐會更容易導致餐後高血糖**。相反地，如果第一餐選擇富含水溶性膳食纖維或蛋白質的低GI飲食，則第二餐的血糖上升速度會較為緩和。

曾經有實驗將參與者分成三組，第一組的第一餐為低GI飲食，第二組為普通飲食，第三組則只喝水不吃東西。三組在第二餐中食用相同的食物。結果顯示，第一組的餐後血糖上升最為緩和，第二組較高，而第三組（只喝水的組別）的血糖上升幅度最大。這說明，若第一餐的餐後血糖較低，接下來餐前的血糖也會較低，進而使餐後血糖下降。若持續發生這種效應，甚至可以改善第三餐（晚餐）的餐後血糖值。因此，只要好好規劃飲食，就能有效改善整日的血糖管理。

我推薦的低GI早餐首選是納豆，因為早餐攝取大豆製品能有效增強「第二餐效應」。納豆不僅可以搭配米飯，也可以和少量起司一同抹在吐司上，能輕鬆食用很是方便。此外，也可以提前準備大豆燉煮或豆渣料理，但注意調味要清淡，減少糖分。如果喜歡吃麵包，可以選擇全麥麵包，加些起司，再搭配豆漿與沙拉，製作成營養豐富的低GI早餐。

重點整理

- 「第二餐效應」是指通過調整飲食，促進血糖值的良性連鎖反應
- 早餐攝取納豆、豆漿等大豆製品，能有效提升第二餐效應

Hint 57

膽固醇怎麼可能是「高一點比較好」！與糖尿病的密切關係

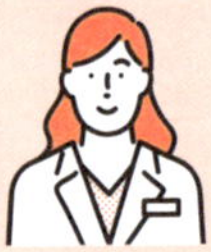

「不須要在意膽固醇！甚至膽固醇高一些還比較好！」各位是否曾聽過這樣的說法呢？雖然這樣的說法非常吸引人，但對於大多數醫師而言，這簡直是難以置信的荒謬言論。

這場混亂的根源來自於日本動脈硬化學會與日本脂質營養學會之間的**「膽固醇爭議」**。一般情況下，診療是依據日本動脈硬化學會的標準進行，因此以下會根據該標準來進行說明。

根據厚生勞動省每五年公布一次的「日本人飲食攝取基準」，從二〇一五年開始，已經取消了膽固醇攝取的上限值。這是因為食物中的膽固醇對血液中壞膽固醇的影響存在個體差異。當然，儘管取消了上限值，並不代表著「無論攝取多少膽固醇都沒問題」。對於健康、年輕且風險較低的人群來說，壞膽固醇的目標應該是低於一六〇mg／dl。如果有吸煙、高血壓等危險因素，則應該將目標設為低於一四〇mg／dl。至於糖尿病患者，壞膽固醇的目標應該是低於一二〇mg／dl，因為他們患腦中風、心肌梗塞等血管阻塞性疾病的風險更高。壞膽固醇本身也會對動脈硬化的進展有強烈的影響。

血液中的膽固醇來源包括肝臟製造和食物攝取。由於大部分膽固醇是由肝臟製造的，因此有些人認為即使注意飲食，也無法改善壞膽固醇的數值。然而事實上，壞膽固醇高的人在飲食中攝取過多的動物性脂肪會使其數值進一步上升。肉類脂肪、加工肉類、牛奶、優格、起司等乳製品中的飽和脂肪酸會使壞膽固醇增加。

對健康的人來說，無論吃多少顆蛋，膽固醇都不會受到影響；但對壞膽固醇高的人來說，數值會上升，因此建議每天攝取一顆蛋左右即可。

重點整理

- 「膽固醇高一些也沒關係！」是無稽之談，切勿相信
- 動物脂肪中的飽和脂肪酸會增加壞膽固醇

Hint 58

不是只有減醣！減少鹽分對降低血糖值也是必要的！

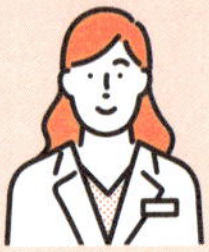

當罹患糖尿病，就來「減鹽」吧。

這麼說可能會讓你感到驚訝吧？因為大多數人會認為「鹽？不是醣和熱量嗎？」雖然控制醣和熱量是基本原則，但對於糖尿病患者來說，減鹽同樣是非常重要的一環。

確實，鹽不會直接提升血糖，但味道較重的食物通常熱量較高，會導致容易發胖，並增加胰島素抵抗，使血糖升高。

然而，問題並不僅限於此……

糖尿病的併發症之一是「**味覺失調**」。當不容易感受到鹽分的鹹味，可能會覺得正常的鹽分量不夠，進而不自覺地增加鹽分，如加鹽、加醬油、加醬料等，這樣就會攝取過多的鹽分。

過量攝取鹽分會導致高血壓，進而促進糖尿病的併發症，特別是糖尿病腎病變，形成惡性循環。為了保護腎臟，糖尿病患者必須減少鹽分的攝取，避免高血壓。此外，糖尿病患者比起非糖尿病患者更容易患有高血壓，相反地，高血壓患者也比非高血壓患者更容易得糖尿病。

最後，介紹一些減鹽又同時能適當享受美味餐點的方法。

①選擇新鮮食材、②利用鮮味增強風味、③使用酸味來平衡口感、④使用香味蔬菜和辛香料、⑤利用燒烤的香氣、⑥利用油的濃郁味道、⑦控制砂糖的調味量、⑧湯類每日吃一次就好，且多加配料、⑨計算調味料的使用、⑩最後才加調味料、⑪使用高湯醬油、⑫將醬汁或醬油倒入小碟中使用等等。

重點整理

- 口味重的飲食會降低胰島素效果，提高血糖值，所以要減鹽
- 鹽攝取過量會導致高血壓，並促使發生糖尿病的併發症

Hint 59

盡量多吃的蔬菜以及含醣量高「須要注意的蔬菜」

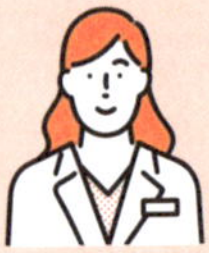

作為糖尿病專科醫師，我並不支持「限醣」，但我認為在日常飲食中注意醣的攝取量非常重要。然而，談到控醣時，大家往往會將注意力集中在主食上，例如米飯和小麥等。

然而，各位是否忽視了那些**醣含量較高，「須要注意的蔬菜」**呢？**提到含醣量較高的蔬菜，常見的有像是芋頭、胡蘿蔔、牛蒡等根莖類蔬菜。**例如，一百克馬鈴薯大約含有十六・一克的醣。這些蔬菜主要由澱粉構成，因此醣較高也是可以理解的。

儘管胡蘿蔔含有豐富的β胡蘿蔔素，牛蒡則富含膳食纖維，都是給人非常健康的印象，但它們同時也屬於含醣量較高的蔬菜，這一點可能會讓人感到意外。例如，金平牛蒡每分（約八十克）大約含有十二克醣。但這並不是說不應該吃金平牛蒡，而是在提醒認為「金平牛蒡對減肥有益並且可以多吃」的人，吃多了反而可能會導致血糖上升。所以，吃金平牛蒡的時候，最好還是控制分量。像是洋蔥、蓮藕、芋頭等根莖類蔬菜，醣也偏高。除此之外，還有什麼蔬菜要注意呢？南瓜雖然看起來含醣量可能較高，但實際上每一百克只有二．八克醣，相對較低。然而，做成煮物時加入砂糖後，就會失去了原本的特性。若想讓南瓜更甜一些，建議使用甜味劑來代替砂糖。玉米只有甜味，每一百克大約含有十三．八克的醣。

相對而言，含醣量較少的蔬菜包括有高麗菜、萵苣、菠菜等葉菜類。還有毛豆、甜豆、豌豆、豌豆苗等豆類。進餐時，先吃含醣量較少的食物有助於使吸收醣的速度變得緩慢。如果要吃含醣量較高的蔬菜，建議先吃葉菜類或海藻類料理，這樣可以有效降低餐後血糖的上升速度。

重點整理

- 蔬菜中，要多注意根莖類等「含醣量較高的蔬菜」
- 因為葉菜類的含醣量較低，在吃含醣量較高的蔬菜時可以先吃葉菜

第３章

降低血糖值的「運動法」和「生活習慣」

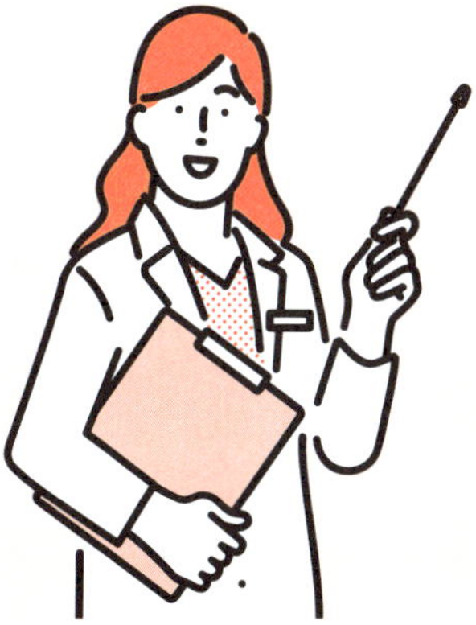

Hint 60

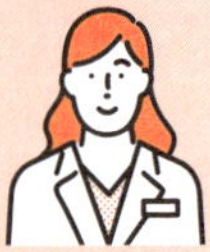

攝取到的糖分，或許能用餐後運動「一筆勾銷」？

為了控制血糖就必須運動。首先來談談飯後運動吧。無論如何，希望各位都能將運動融入日常生活中。

進食時，葡萄糖會被攝取進入體內，餐後，每個人的血糖值都會上升。對於健康的人來說，即使在這時，血糖值也不會超過一四〇mg/dl，但對於糖尿病患者來說，可能會發生餐後高血糖。此外，急劇升高的血糖再迅速下降所造成的低血糖現象，稱為「血糖尖峰」，會引起嗜睡或疲倦，某些情況下甚至可能導致不適、頭暈或昏倒。而且也會增加心肌梗塞和中風的風險。

「吃完馬上睡覺會變成牛」這句提醒不良習慣的諺語，可以改為**「吃完馬上睡覺會造成高血糖」**，請大家銘記於心。餐後高血糖會引起嗜睡，但我們不能屈服於此誘惑。有些學校或辦公室會推薦午餐後小睡，但對於糖尿病患者來說，比起小睡，離開辦公室去散步或做些輕度運動，對健康的好處是百萬倍。

關於餐後運動的時機，餐後一小時進行大約十五分鐘的運動可以有效防止高血糖。如果是散步，速度要稍快，且步伐要加大，讓呼吸有些急促，效果會更好。間歇性運動也很有幫助。如果是在室內，做深蹲或踮腳尖等運動也不錯。爬樓梯也是一個好方法。這樣做，可以減少餐後血糖值尖峰的情況，甚至讓它不再發生。

不過，運動並不是隨便做就可以。如果血糖控制狀況不佳或已經出現併發症，為了避免風險，應該先向醫師諮詢。再次強調，運動做得多並不意味著可以隨便多吃。應該通過適量的飲食和運動來改善血糖值。

重點整理

- 「吃完馬上睡覺會造成高血糖」請將這句話銘記於心
- 餐後一小時後進行約十五分鐘的散步或其他運動可以防止血糖尖峰

Hint 61

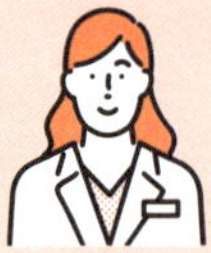

體重反彈真的會縮短性命嗎？

先回答這個問題，很遺憾的，答案是「YES」。

反覆進行減肥的過程被稱為「體重循環」或「溜溜球效應」。處於這種狀態時，不僅減肥會更困難，且更容易發胖。這樣的影響會使得**改善血糖變得更加困難**，甚至有報告指出，這樣會**提高死亡率**。

人類的身體肌肉量越多，基礎代謝就越高。肌肉、骨骼、內臟等脂肪以外的部分稱為「瘦肉組織（LBM：lean body mass）」，能夠提高基礎代謝並幫助減少脂肪。也就是說，僅靠不運動和限制飲食的減肥方法，雖然脂肪會減少，但因為肌肉量也會下降，瘦肉組織就會隨之減少。隨後，如果體重出現反彈，由於肌肉量減少，基礎代謝也會降低，結果脂肪仍然存在。**每一次的反彈都會重複「基礎代謝下降→LBM 減少→脂肪殘留」的惡性循環，這就是所謂的「體重循環」。**

■ 體重反覆反彈更容易變胖

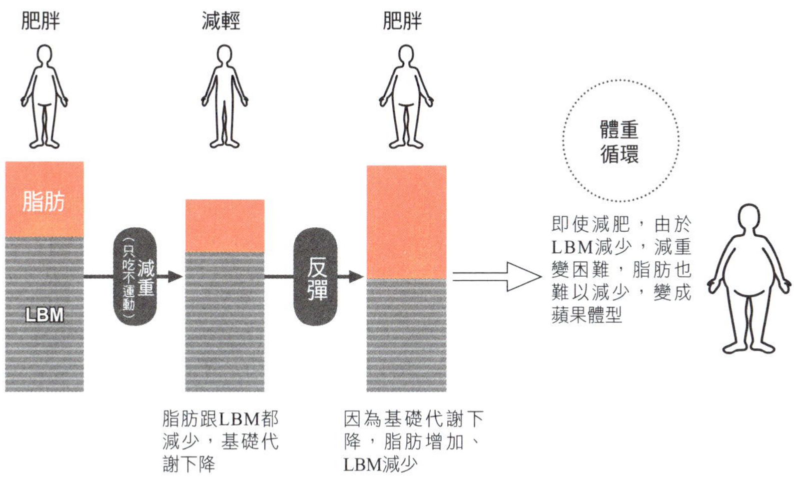
肥胖
減輕
肥胖
體重
循環
脂肪
LBM
減重
（只吃不運動）
反彈
即使減肥，由於LBM減少，減重變困難，脂肪也難以減少，變成蘋果體型
脂肪跟LBM都減少，基礎代謝下降
因為基礎代謝下降，脂肪增加、LBM減少

而且更糟的是，在這個過程中增加的「脂肪」會變成內臟脂肪，集中在腹部，形成「蘋果型肥胖」，並容易引發生活習慣病。它還會導致脂肪肝，進而因為胰島素抵抗而使血糖值上升……因此，體重反覆反彈的過程是沒有好處的。

飲食和運動都不應該設置過高的目標，因為過度的要求會成為反彈的根源。應該保持「舒適」和「愉快」，這樣才能持之以恆。

重點整理

- 體重反覆反彈會更容易變胖，且堆積的內臟脂肪和脂肪肝會造成血糖值上升
- 體重之所以會反彈，生活習慣是個大問題。而且壽命會因此減短

Hint 62

只要改變「走路姿勢」，通勤、上學也能當作減肥運動！

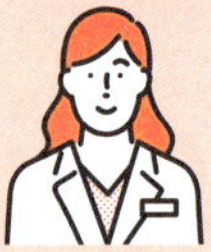

為了改善血糖值或減重，許多人應該都在努力健走吧？即使是因為忙碌而無法抽出時間的人，只要在通勤、上學或外出時改變「走路姿勢」，相較於無意識地隨便走，消耗的熱量就會大幅提升。

無意識地隨便亂走未免太可惜了！

如果決定在通勤、上學或外出時多多步行，請務必穿「適合自己腳型的鞋子」。若到達目的地須要穿皮鞋或高跟鞋，可以將它們放在包包或背包中攜帶。**糖尿病若持續惡化，可能會因末梢神經障礙或足部血液循環障礙導致足部壞疽，甚至須要截肢。而事實上，「鞋子磨傷」往往就是導火線。因此，糖尿病患者絕對禁止穿不合腳的鞋子步行！**

走路姿勢很簡單。嘴角微微上揚，背部挺直，直視前方。抬高雙腿，加大步幅，平穩踏步

■ 有改善血糖值及減重效果的走路姿勢

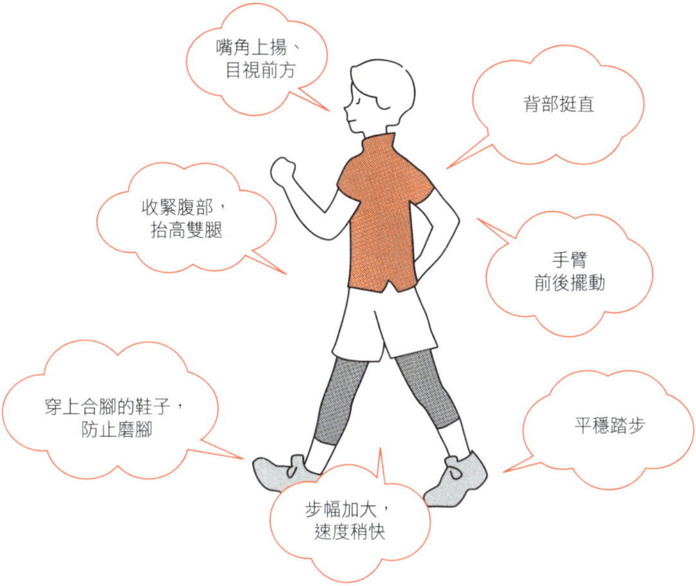
嘴角上揚、
目視前方
背部挺直
收緊腹部，
抬高雙腿
手臂
前後擺動
穿上合腳的鞋子，
防止磨腳
平穩踏步
步幅加大，
速度稍快

前進。手臂前後有力擺動，步伐略快一些。

如果想多下一點工夫，可以盡量不使用電梯或手扶梯，改走樓梯。午餐後來回走幾趟職場或學校的樓梯也是不錯的選擇。雖然被人看到可能會有點尷尬，但飯後運動對降低血糖有顯著效果。重要的是每天一點一滴的小努力就能積少成多，效果驚人！

重點整理

- 只要改變通勤、上學時的走路方式，就可以大大提高消耗的熱量
- 糖尿病患者可能因鞋子磨腳導致壞疽，請務必穿著適合自己雙腳的鞋子

Hint 63

適當加快走路速度吧

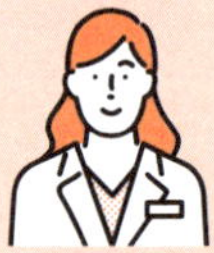

走路三十分鐘約可以消耗約一千大卡。但是，若走路速度越來越快，能消耗的熱量能增加近兩倍。因此，養成健走的習慣，加快走路速度，就能好好消耗熱量。

這時候可以邊聽音樂邊走。步伐維持一定的速度，聽著喜歡的音樂，還可以提振精神。當然也可以聽自己喜歡的歌曲，或是在腦海中重複播放下次想去卡拉ＯＫ唱的歌。

一開始可以悠哉的散步，帶著輕鬆的心情前行，但走著走著可以逐漸提升速度到有些冒汗的程度。雖然會有點小吃力，但請以這樣的節奏走上十分鐘吧。

進行走路運動時，建議可以將坡道或樓梯加入到行走路線中。雖然可能會覺得痛苦或吃力，但是也會提升消耗的熱量。這樣一想就能加把勁了吧。但是，如果在走坡道或樓梯時出現嚴重氣喘、呼吸困難，就可能是有罹患狹心症等心臟疾病的風險，建議盡早前去循環器官內科檢查。另外，有養狗的人是否在散步時習慣配合狗狗的步調慢慢走呢？這其實也有點可惜。我家也有兩隻領養來的狗狗，每次散步時，也很容易被牠們的步調影響。但如果留意步行姿勢，盡量走得輕快有力，就能消耗更多熱量喔。

有數據顯示，一天多走兩千步，糖化血色素（HbA1c）可降低〇・七％。嘗試行走一個公車站的距離、改走樓梯等，將這些小習慣融入日常生活才是關鍵。

重點整理

- 重點是走路的速度。試著用稍快一點的節奏去走
- 一天多走兩千步，糖化血色素（HbA1c）就可降低〇・七％

Hint
64

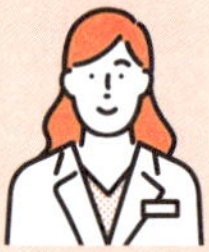

不要相信計步器！遠離「一日一萬步神話」！

「每天走一萬步」對健康有益的觀念是否已深植在各位的腦海中？

事實上這個「一萬步」的目標毫無任何根據。有報告指出，八千步就能降低死亡風險。但是在日常生活中，八千步也是不容易達成的目標。老實說，許多人可能連「五千步都沒有」吧。即使覺得自己今天走了很多路，其實可能也不足一萬步。

而且，不論是大幅擺動手臂、抬腿行走，或是做家務等細微動作中的零散步伐，計步器都會將之當作一步計算。也就是說，**使用計步器來評估一天的身體活動量是很困難的**。計步器的「數字」只能作為參考，更重要的是要有意識地進行高「品質」步行。

「步行」有助於維持全身肌肉力量，並改善心肺功能。特別是大腿的肌肉是全身最大的肌肉，走路時確實抬起雙腿並運用肌肉能活化肌肉細胞中的GLUT4（葡萄糖轉運蛋白），並移動至細胞表面，將血液中的葡萄糖運輸到細胞內，從而降低血糖值。

患者們常說：「工作時經常在走路，這不就等於在運動嗎？」我雖然能理解他們的心情，但這並不是運動！因為工作本來就經常在走動，但仍罹患了糖尿病，不是嗎？因此，這只是維持日常的基本活動，並不會改善血糖值。重點是增加更多的運動量，並重新審視飲食內容。而且不是要計算走了多少步，而是減少坐或躺的時間，並刻意增加抬腿行走的時間。

重點整理

- 不要將目光放在計步器的「數字」，而要放在行走的「品質」上
- 大腿肌是身體最大的肌肉，活動大腿可以降低血糖值

Hint 65

透過「零碎運動」來降低血糖值！即便是輕鬆的運動也是好運動

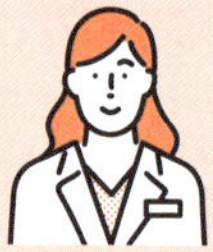

即使無法安排完整的時間來進行有氧運動，利用**「零碎運動」**也有降低血糖值、減少體脂肪的效果。

肌肉細胞中有個叫做GLUT4（葡萄糖轉運蛋白）的蛋白質會負責吸收糖分。不管是有氧還是無氧運動，又或是伸展等對肌肉刺激，都能使肌肉細胞中的GLUT4移動到細胞表面，吸收血液中的葡萄糖，使血糖值下降。透過運動可以改善胰島素抵抗。透過GLUT4改善血糖值，運動後立即會顯現效果。過去曾有說法認為，**「必須進行二十分鐘以上的有氧運動才能燃燒體脂肪」**，但根據最近的研究發現，**即使是三十分鐘的運動，或者分成三次每次十分鐘的運動，燃燒的體脂肪量都是相同的**。因此，無論是在早上的通勤、午休時，或是回家時，每次走十分鐘，都能達到與一次性走三十分鐘相同的運動效果。

那些被告知「不要搭手扶梯要改爬樓梯」而嘆氣的人，可以改成下樓梯！如果討厭往上爬那就往下走。即便是出門「順便」或是輕鬆的運動都ＯＫ。雖然這樣運動量較少，但依然是在運動。

而且，很多人應該都知道將腳跟抬起來然後讓它「砰」地落下的**「踮腳尖運動」**。這種簡單的動作對糖尿病有幫助，因為它能夠通過對骨骼的刺激，促進骨骼細胞分泌骨鈣素（osteocalcin），這會進一步促進胰島素的分泌。其實，我們也可以透過下樓梯時腳底受到的衝擊來達到這種效果，而且對改善血糖值非常有效。

雖然想運動，但工作忙碌沒有時間，或者在休息日只想好好休息，也不用刻意再安排專門的時間。可以利用通勤時間、休息時間、購物時，甚至做飯的時候，進行一些簡單的伸展運動或小範圍的肌力訓練來刺激肌肉。

重點整理

- 刺激肌肉的瞬間可以降低血糖值。零碎運動也有幫助
- 下樓梯也是很好的運動。充分利用一點點的時間吧

Hint 66

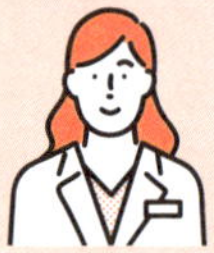

快樂變瘦，特別的肌肉訓練「自重肌力訓練」

不只是走路等有氧運動，無氧運動的肌肉訓練也是能有效改善糖尿病的運動療法。肌肉訓練是讓肌肉量及力量提升，肌肉量提升後基礎代謝也會上升。肌肉的細胞表面的ＧＬＵＴ４增加就能使血糖值下降。

雖然脖子、手腕、胸、腹、後背、臀部、腳等全身上下都能夠進行肌肉訓練，**但對於想進行血糖控制及減重的人來說，最推薦的部位是大腿**。因為大腿是全身肌肉最大的地方，所以容易感受到訓練效果。

大腿的肌肉訓練中，簡單屈伸的「深蹲」最有效。這種運動是利用自身體重作為阻力，屬於自重肌力訓練。同樣的踮腳尖訓練小腿也是自重肌力訓練。這些動作甚至可以在刷牙時進行。練習時，記得保持腳尖朝前，不要讓腳尖朝外或朝內，保持站立時的直線對齊效果最好。

也有能同時鍛鍊大腿及小腿的肌肉訓練。爬樓梯時，首先挺直背部，僅用前腿的力量上樓，後腿不要用力踢。上到樓梯時，確保前腳的全腳掌穩穩踩在台階上，然後伸直前腳，將後腳帶上來，重複這個動作。這樣做的時候，會覺得像個機器人一樣，很有趣。進行大腿的肌肉訓練不會輕易就使腿變得很壯。其實，這樣的運動會幫助減少大腿上的脂肪，讓身形更加修長。

運動對降低血糖值非常有效。走路或游泳等有氧運動，能在運動的當下讓肌肉吸收糖分，從而降低血糖，而且這個效果會持續約兩天。因此，即使無法每天運動，每週進行兩到三次也是足夠的。此外，無氧運動的肌力訓練也能在運動當下略微降低血糖，而**持續進行肌力訓練，隨著肌肉量的增加，也能讓平時的血糖值更容易保持在較低的數值**。

重點整理

- 「自重肌肉訓練」可以隨時鍛鍊大腿及小腿
- 透過肌肉訓練來增加肌肉量有助於降低血糖值

Hint 67

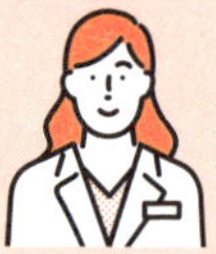

簡單的伸展可以降低血糖值！增加消耗熱量作戰！

透過伸展運動讓肌肉和關節變得更加靈活後，身體的可動範圍也會擴大，這樣會更容易進行大範圍的運動動作，從而能幫助消耗熱量並降低血糖值。不僅是在運動前後，單獨進行伸展運動也對改善血糖有正面效果。因為伸展會刺激肌肉，促使肌肉吸收糖分。伸展運動還能改善血流，提高基礎代謝率，有助於更容易減重。**下半身，特別是大腿和小腿的伸展運動，與提升基礎代謝最有直接關係。**阿基里斯腱的伸展能預防受傷，也很重要。

【進行伸展時的注意事項】

① 避免反作用力或反彈（如果運動中受到反作用力，可能會導致肌肉或韌帶受傷）

② 專注於伸展的肌肉（提高神經和筋、關節、韌帶等的協調能力）

■ 下肢伸展

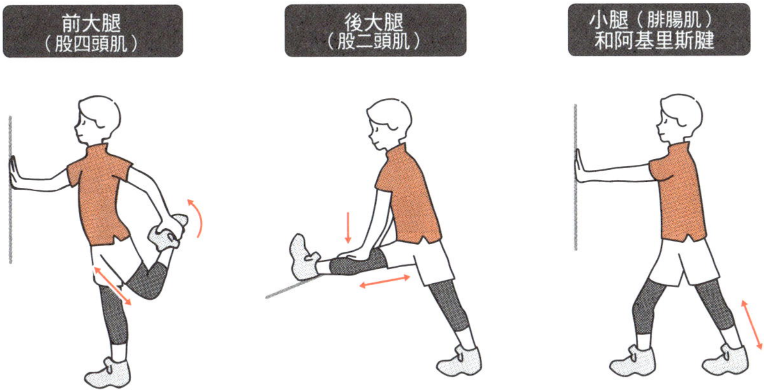

③在感到舒適的伸展位置保持姿勢（過度拉伸會導致肌肉僵硬）

④不要屏住呼吸，自然呼吸即可（刺激副交感神經有放鬆的效果）

⑤放鬆身體（目的是放鬆肌肉，不要用力）

⑥如果關節感到疼痛就要立刻停止（嚴禁過度勉強）

重點整理

- 光只是伸展也能降低血糖值，提升基礎代謝率
- 伸展大腿及小腿與提升基礎代謝率有直接關係（請參考插圖）

Hint 68

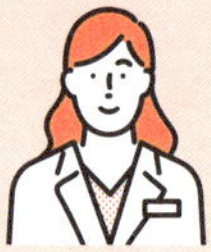

鍛鍊深層肌肉有許多好處

現在正是空前的「肌肉熱潮」。適度的肌肉訓練對身心有良好的影響，對於關心血糖的人來說，絕對值得鍛鍊**「深層肌肉」**。順便說一下，很多人可能會認為「深層肌肉＝核心肌群」，但其實一般所說的「核心肌群」是指胴體的肌肉，是深層肌肉的一部分。「深層肌肉」指的是全身肌肉中，從外面看不見也無法直接觸及的內部肌肉群。

這次將介紹鍛鍊「深層肌肉」的原因和有效的訓練方法。

深層肌肉的職責是支撐骨頭和關節，使內臟安定並保持在正確位置。**鍛鍊深層肌肉除了能改善姿勢，還有改善體能、增加基礎代謝率，達到減重及促進血流等多項好處。**

在此來介紹日常生活中能輕鬆進行的練習。不要過度勉強自己，請腳踏實地持續進行。

①**移動時**：在捷運或公車上，比起坐著，站著能消耗兩倍的熱量。重點在保持姿勢。

②**家裡與職場**：挺直背部並收緊腹肌坐下。不要打開雙腳。

③**購物**：將肘部彎曲成直角，夾緊雙肋，將購物籃的提手掛在前臂上，讓手背朝上。偶爾左右手互換，鍛鍊上臂的內層肌肉。

④**換裝**：站著穿襪子時，因為要在單腳站立時保持平衡，所以能夠鍛鍊深層肌肉和核心肌群。

⑤**走路**：大步走，鍛鍊骨盆周圍的深層肌肉。保持背部挺直。

重點整理

- 鍛鍊深層肌肉可以提升基礎代謝率，血糖值也能下降
- 在移動中或坐下時等日常生活中，也要持續進行鍛鍊

Hint 69

真假？運動會對血糖值有不好的影響
因為有時間點！

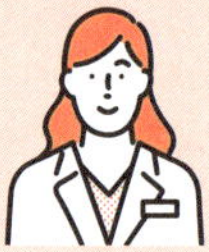

肌肉會吸收糖是件很不可思議的事呢。

但是，運動不是隨時都可以做的。

若在正確時間運動，確實有使血糖下降的效果。相反地，若在不對的時間點運動，難得的運動成果就會化為烏有，不，或許可以說會造成負面效果。

糖尿病或糖尿病預備軍最優先應該控制的是餐後血糖，因為餐後高血糖對血管的傷害非常嚴重。因此，必須從這方面著手改善。**有效降低餐後血糖的方法是餐後運動。**一般來說，血糖會在餐後一小時左右達到高峰，之後逐漸下降。因此，若要進行血糖控制，最佳時機就是餐後一小時左右。若採用步行運動，每天十五至三十分鐘即可達到良好效果。不過，如果血糖控制極差（空腹血糖值超過二五〇mg／dl，尿酮體中等程度以上呈陽性）或患有腎衰竭的人，可能不適合進行運動療法，因此務必要事先諮詢醫師的意見。

另一方面，**不該運動的時間點是餐前**。因為肚子餓所以會吃的比平時還多反而是反效果，若是有在注射胰島素或吃藥的人，容易引起低血糖。

但這或許對有養狗的人是個問題。因為狗狗若是在餐後運動會有胃扭轉的風險，所以許多人會在早餐前帶著狗狗散步。若有這種情況，可以事先喝一杯牛奶或豆漿。若是有困難，可以事先準備一顆糖在口袋裡。因為早晨運動能提升當天的基礎代謝，並非只有壞處。但要特別注意運動後的飲食量。

重點整理

- 為了要降低餐後血糖值，建議在餐後一小時運動
- 在早上運動容易引起低血糖，所以可以事先喝一杯牛奶或豆漿

Hint 70

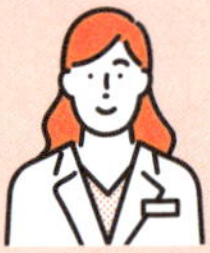

睡眠不足會使血糖值升高！健康的人也有罹患糖尿病的風險……

各位知道睡眠不足會造成血糖上升嗎？睡眠不足，特別是睡眠時間越短，血液中的糖化血色素數值往往會越高，血糖控制也會越差。不僅對糖尿病患者如此，對健康的人來說，若睡眠時間不足（少於五至六小時），也會提高罹患糖尿病的風險。

睡眠不足會影響多種荷爾蒙，活化交感神經，導致具有抗胰島素作用的皮質醇分泌增加，提升胰島素抵抗。此外，會促進食慾的「飢餓素」增加，而抑制食慾的荷爾蒙「瘦素」則會減少，進一步又導致有過量飲食的風險。

因睡眠不足導致食慾素增加，不僅會維持日間清醒的狀態，還會促進食慾。也就是說，睡眠不足會增加胰島素抵抗，並刺激食慾，使罹患糖尿病的風險上升。對於已罹患糖尿病的人來說，血糖控制也會因此惡化。

【良好睡眠的三大要點】

① 早上在固定時間起床，打開窗簾沐浴晨光，享用早餐

生理時鐘也會影響睡眠循環。吃早餐能夠重置體內生物鐘，而沐浴晨光同樣具有重置效果，因此一定要曬早晨的陽光。

② 夜晚不要太興奮，用平靜的心情度過

要有良好的睡眠，睡前放鬆很重要。為了使副交感神經處於主導地位，讓自己放鬆，可以聽一些輕柔的音樂或使用讓人心情平靜的香氛。睡前避免使用手機，因為手機的藍光會干擾生理時鐘，並刺激交感神經，影響睡眠品質。

③ 不要在睡前喝含咖啡因的飲料或酒

咖啡因會刺激交感神經，讓人變得難以入睡，在睡前三至四小時內不要喝咖啡、紅茶、營養飲料。酒精會讓人睡到一半醒來，使睡眠品質變差。

重點整理

- 睡眠不足會使糖尿病患者的血糖值惡化，對健康的人也有影響
- 重置生理時鐘，讓副交感神經處於主導地位就能有良好的睡眠品質

Hint 71

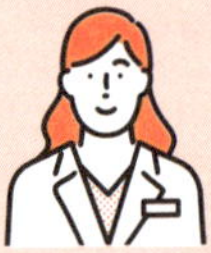

重新檢視甜~滋滋的自己！利用圖表、日記、應用程式來「可視化」，嚴格檢查

治療第二型糖尿病等的生活習慣病，減重最重要。但是，那樣太難了。證據就是，二戰之後，肥胖和糖尿病的發病率持續上升中……

「明明沒想吃，還是吃下了很多」這樣的情況並不少見！在便利商店看到我的病人購物籃裡的東西時，我感到震驚不已！有時候，食物和體重變化之間的關係如果能「可視化」，就能幫助我們更清楚了解兩者間的關係。

「圖表體重日記」是日本肥胖學會推薦的行為修正療法之一，用於幫助控制肥胖。每天測量體重四次（起床後、早餐後、晚餐後、睡前），並將數據記錄成折線圖。如果時間不夠，也可以在起床後和睡前測量兩次體重。

「普通型」的體重變化是從早上到晚上體重逐漸增加，但到隔天早上又會回復或略微下降，這表示了理想的飲食習慣和健康管理。相反，隔天早上體重不僅未回到原來的水平則是

■「體重圖表化日記」的使用方法

填寫範例

一天記錄體重四次，將之圖表化

①普通型

體重變化是從早上到晚上體重逐漸增加，到隔天早上會回復（理想的飲食方式）

②增加型

增加的體重到隔天早上不會回復（高脂肪飲食）

③高幅度型

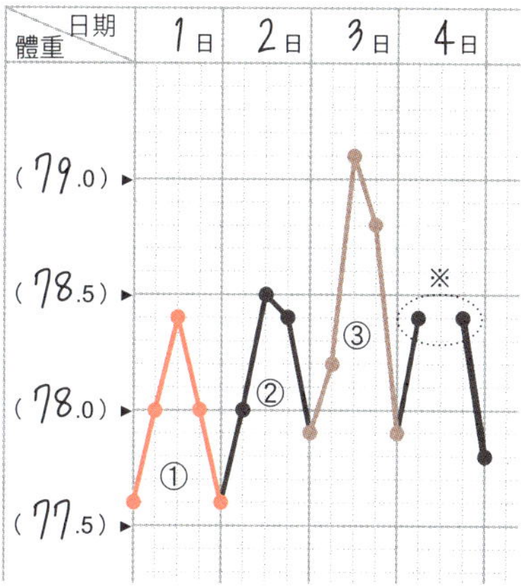

每天記錄並觀察圖表的變化。如果飲食不規律，圖表就容易顯示出波動。理想的情況是，隔天早晨體重能回到原來的水平。如果須要減重，一邊重複圖表的山型波動，一邊逐漸減輕體重會比較好。

※若沒有測量請空白。從下次開始寫入圖表

參考：別府市保險年金課『はじめよう！健康べっぷ』
（暫譯：開始吧！健康別府。H26 年度版）

「增加型」。表示吃了太多炸物或高脂肪、高鹽的東西。

透過圖表的變化，我們可以一目了然地知道體重與飲食的關係。如果簡單記錄下吃了什麼，就能更加清楚了解這些變化。事實上，許多研究報告指出，僅僅持續記錄這些數據，就能逐漸減少體重。這些圖表可以從網路下載，也可以使用基於這些圖表的應用程式來追蹤。透過「可視化」來改變意識，通常能取得更好的效果！

重點整理

- 「圖表化體重日記」能清楚顯示所吃食物與體重變化之間的關係，非常方便
- 透過「可視化」，可以改變自己的意識，成功達成減肥和血糖控制的目標

Hint 72

斬斷糖尿病、高血壓、血脂異常的「生活習慣病大三角」方法！

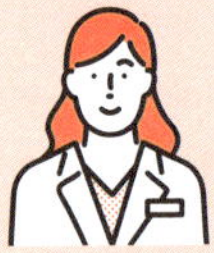

雖然人們討論代謝症候群的預防及改善已有十年以上，但罹患糖尿病、高血壓、血脂異常這三種生活習慣病的患者人數卻仍在持續增加。這三種疾病都是早期自覺症狀不多，等被診斷出來時，病情已經有所惡化。

大家知道這三種難解的疾病是互有關係的嗎？**糖尿病患者容易罹患高血壓及血脂異常。而且同時罹患高血壓與血脂異常後，動脈硬化的風險又會增加。**讓我們一起來斬斷糖尿病、高血壓、血脂異常「生活習慣病大三角」的包圍網吧。我們可不能一笑置之地說：「哎呀～～生活習慣病在開派對呢！」

糖尿病患者容易因①動脈硬化、②肥胖、③胰島素抵抗引起高血壓。再者也會引起糖尿病的併發症如糖尿病腎病變。而且，肝臟中的中性脂肪合成變的活躍也是血脂異常的原因。攝

■ 生活習慣病的病態和關係性

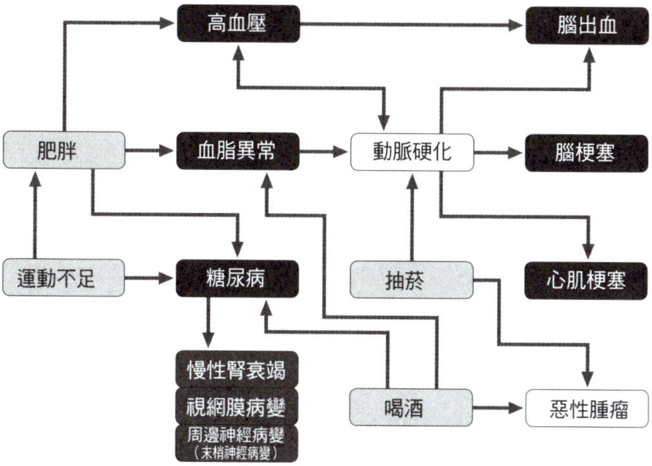

取過量的脂質會加重脂肪肝，增加胰島素抵抗，這也是引發糖尿病的誘因……

但是只要改善生活習慣病，**或許就能改善這三種疾病**。調整飲食、運動與休息等基本習慣，才是解決問題的捷徑，也是最正確的方法。來吧，一起努力克服疾病吧！

重點整理

- 糖尿病、高血壓與血脂異常這三種疾病會相互影響，非常危險
- 透過改善飲食、運動與休息等生活習慣，或許能克服這三種疾病

Hint 73

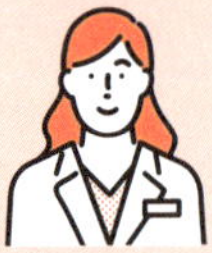

泡澡時間是糖尿病的友軍！

泡澡能夠消除一天的疲勞，不妨利用這段時間來幫助改善血糖值吧！

【糖尿病患者泡澡有許多好處】

①**泡澡能降低血糖值**：泡澡十分鐘約能消耗三十至四十卡的熱量，血糖值也能下降。因為體溫上升心律會增加，基礎代謝也會提高。

②**用餐前泡澡可以抑制食欲**：想抑制食慾就在用餐前泡澡！身體變溫暖後腸胃的血流會減少使腸胃運作變得遲緩，就能夠預防吃太多及餐後高血糖。有在服用降低胰島素和血糖值的藥（硫醯基尿素類）的人要注意低血糖。

③**保持清潔可以預防感染症**：如果血糖控制不佳，得到香港腳等皮膚感染的風險會增加，因此保持清潔非常重要。同時，也別忘了檢查足部是否有傷口及可能引發的感染。

【泡澡時要注意的地方。切勿輕忽】

①**注意更衣室的溫度**：特別是在冬季，若浴室寒冷，末稍血管會收縮，導致血壓上升；而浸泡在熱水中時，血管又會擴張，使血壓下降。這種血壓的劇烈變化會增加造成心肌梗塞或腦梗塞等「熱休克」的風險。因此，請務必確保溫差不要過大，以降低危險。

②**注意脫水**：過熱的水溫或長時間浸浴會大量出汗而導致脫水，增加心肌梗塞或腦梗塞的風險。建議水溫保持在四十一度以下，而且每次泡澡的時間最好控制在十分鐘以內。也要記得補充水分。

③**有在服用藥物的人要注意**：注射胰島素或服用降血糖藥後的人泡澡可能會造成低血壓。空腹泡澡時要注意血糖值。

④**要注意姿勢性低血壓**：泡澡後因為血管擴張，血壓容易下降。特別是從浴缸中站起來時，要小心因為姿勢性低血壓而引起的暈眩或跌倒。記得要慢慢站起來。

重點整理

- 經常泡澡對減重及糖尿病的血糖控制很有效
- 糖尿病患者在泡澡時有些重點要注意

Hint 74

對室內活動派來說不是夢！以六塊肌為目標降低血糖值

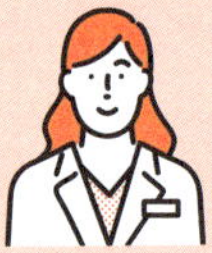

雖然有點冒昧，但你會對六塊腹肌心生憧憬嗎？即使不是非常完美，但如果擁有結實的腹肌，無論男性還是女性，穿上一件T恤都能顯得很有型。如果是「想降低血糖的室內活動派」，那就更建議朝著擁有六塊腹肌的目標努力。

與戶外活動相比，在室內只能進行小範圍的活動。在室內，往往會以小步伐走動，很難進行足以降低血糖的運動。因此這時候就須要進行肌力訓練。肌力訓練不需要大空間，也不會受到天氣和氣溫的限制，還能同時享受電影、音樂等自己本有的興趣。

開始進行肌力訓練後，**首先會消耗肝臟中積累的脂肪，隨後內臟脂肪也會減少**。這些脂肪正是引起胰島素阻抗的原因，它們減少時，血糖就會降低，對於糖尿病患者來說，這是非常有益的。腰部和腹部周圍的皮下脂肪會最後才減少，大約需要三到六個月的時間，但在此期間，像小腿和手臂等部位會變得更加結實，這樣不僅能讓人持續保持愉快的心情，還能繼續努力進行肌力訓練。隨著肌肉量的增加，寒冷和肢體僵硬的情況也會得到改善。

其實，**肌力訓練的效果也會影響到心理狀態**。進行肌力訓練時，大腦會分泌多巴胺、血清素等荷爾蒙，這些荷爾蒙能帶來快樂、幸福感、心理穩定以及提升動力。當這些荷爾蒙分泌後，又能進一步促進肌力訓練，形成一個美好的良性循環。喜歡待在家裡的室內活動派，**可以在家進行肌力訓練享受樂趣，朝著擁有六塊腹肌的目標努力**。

你是否曾想過「肌肉訓練科技EMS（Electrical Muscle Stimulation）不可能讓我擁有六塊腹肌吧？」事實上，EMS通過對肌肉的刺激可以獲得運動效果。對肌肉的刺激會促使糖分進入肌肉，甚至有報告指出，這樣能改善胰島素阻抗。最近，也有輕便的足底EMS設備可以使用。僅靠EMS雖然需要較長時間才能擁有六塊腹肌，但如果搭配肌力訓練使用，效果會更佳。總之，對肌肉進行刺激吧！

重點整理

- 肌肉訓練會讓引起胰島素抵抗的脂肪減少，血糖值下降
- 肌肉訓練對心理健康有正面的影響，像是快樂感、幸福感、心理穩定性和激發動力

Hint 75

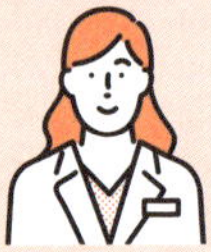

將遠距工作轉變成「減重機會」！躺著就好伸展運動&變臉瑜伽

因為新冠肺炎的關係「遠距工作」變得普及。

對於上班族來說，遠距工作有解決長時間通勤和繁瑣人際關係等優點，但也會面臨「遠距工作造成肥胖」的問題……。為了維持良好的血糖控制，避免運動不足和體重增加，糖尿病患者或糖尿病預備軍應該利用遠距工作的這一優勢，將它轉變為「減重機會」。

在這裡，我將介紹「在家工作」能夠進行的運動——躺著就好伸展運動。在工作間隙，可以在工作桌旁或床上躺下，做幾分鐘這樣的運動來放鬆自己。**即使是輕度的運動，也能通過刺激肌肉迅速幫助降低血糖，因此對改善血糖也是有益的。**

①仰躺，雙手交疊在後腦勺，將雙腳直線抬起，然後進行開合動作。可以快速和緩慢進行

開合。從少量次數開始，若習慣了可以逐漸增加次數。這樣不僅有助於增強肌力，還能改善水腫問題。

②仰臥，雙腳張開約與肩同寬，稍微彎曲膝蓋並將腳掌貼地，將腰部抬起後貼地。這是針對腹部和臀部的運動，能幫助提升基礎代謝。

伸展運動、踮腳尖運動、深蹲等也是非常推薦的運動。

最後，多介紹一個「變臉瑜伽」。這正是因為遠距工作時「沒有他人目光」的優勢，才能進行的瑜伽。通過緊縮、扭曲、活動臉部的各個部位來達到瘦臉效果。這樣的運動有助於預防遠距工作或因戴口罩而使得表情過少（以及臉部下垂、衰老）的情況。

重點整理

- 遠距工作引起的肥胖，可以透過「躺著就好伸展」在工作間隙進行解消
- 正因為遠距工作不用在意他人眼光，才可以做變臉瑜珈

Hint 76

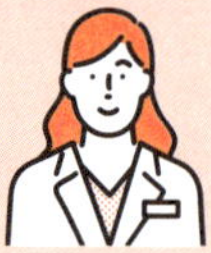

桑拿對血糖控制有效？

最近流行的「桑拿活動」，一旦習慣化，許多人會上癮於那種「達到極致放鬆」的感覺。不過，作為糖尿病專科醫師，我無法大力推薦「桑拿活動」。然而，我也不希望醫師總是過度警惕，一一禁止這些活動，從而剝奪了患者的樂趣。對於糖尿病患者來說，能夠長期管理生活習慣的祕訣之一就是「享受生活」。值得一提的是，雖然目前還是動物實驗的階段，但有研究指出，桑拿能促進肌肉中葡萄糖轉運體蛋白「GLUT4」的增加，幫助降低血糖值。運動能夠降低血糖的原因之一，正是因為「GLUT4」的作用。

首先，如果糖化血色素A1c能夠控制在七％左右，那麼享受桑拿活動是沒有問題的。**但要絕對遵守一項規則是——在進入桑拿之前，要好好補充足夠的水分。**最佳的補充液體是「水」，進入桑拿前，最好先喝一瓶礦泉水，並且在桑拿期間或之後也要持續飲水。

最可怕的是在桑拿中出現脫水現象。對於動脈硬化已經加劇的糖尿病患者來說，脫水會增加腦梗塞或心肌梗塞等血管堵塞疾病的風險。雖然前面提到，糖化血色素A1c控制在七%左右的人是可以享受桑拿的，但即便血糖控制良好，若曾經有過心肌梗塞病史、目前患有心絞痛或心律不整，或者正在服用血壓藥物且血壓不穩定的人，絕對不能進行桑拿！**此外，如果血糖值超過二五〇mg／dl，可能已經因為高血糖導致脫水，也應該避免桑拿。**

順帶一提，我的其中一名患者是日本最有名（？）的熱波師*之一，在桑拿中長時間待著的他，因為過度飲用果汁，發生了「瓶裝水症候群」（因大量攝取含糖的清涼飲料而引起的急性糖尿病）。會發生這種情況，恰恰是因為長時間待在桑拿中。現在他只喝水或無糖飲料了。大家也要小心這一點。

重點整理

- 無論是進入桑拿前、桑拿中還是桑拿後，都要確保多喝「水」
- 若已有動脈硬化的情況，血管堵塞的風險會增加，應該禁止進行桑拿

*註：「熱波師」就是在三溫暖中以毛巾扇香味和熱氣給使用者的師傅。

第 4 章

與降血糖
「藥」的相處方法

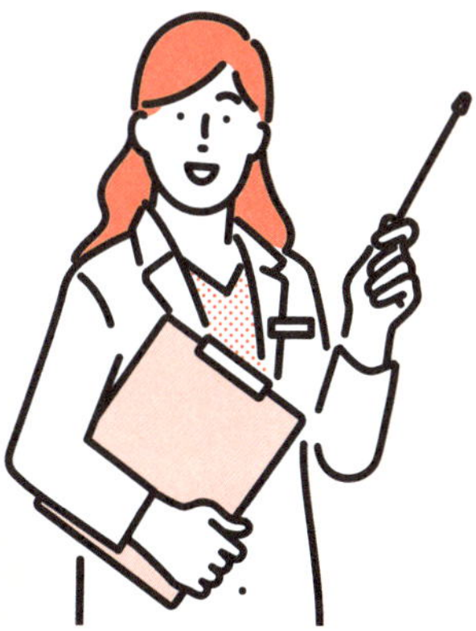

Hint 77

真的有必要注射胰島素嗎？支持提出疑義的患者們！

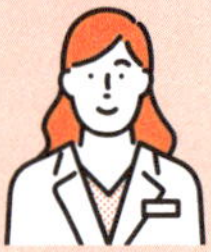

開立胰島素處方時，在日本除了常規的處方費用外，還會加上在家自我注射指導管理費和血糖自我測量器加算費用。從患者的角度來看，可能會對這些額外費用有不滿，但在日本的診療報酬制度中，這些費用是無法避免的。

確實，也有一些開業醫師利用這一點，持續不必要地開立胰島素處方。同樣的，ＧＬＰ-１注射藥也可以額外加算，因此有些開業醫師會積極開立這類處方，這點確實令人遺憾。更進一步來說，對於使用ＧＬＰ-１注射的患者，儘管血糖測量的必要性較低，但仍有一些醫師要求患者必須進行血糖測量。雖然治療方式有時會根據每位醫師的看法而有所不同，但對於使用ＧＬＰ-１注射的患者來說，考慮到血糖測量的利（治療效果）與弊（疼痛、費用），盲目接受治療已經過時。患者可以勇於對自己的治療發表意見，也不必害怕尋求第二方意見。在這種情況下，建議諮詢糖尿病專科醫師。正因為如此，我自己並不會過多要求患者進行血糖測量。

對於自己所接受的治療感到不安或不滿，確實是一件令人難受的事情。在這種情況下，聽聽其他醫師的意見也是一個選擇。但請務必向**「糖尿病專科醫師」**諮詢。雖然尋求糖尿病醫師的第二意見並不普遍，但考慮到糖尿病須要長期治療，了解當前治療方案是否適合，聽取其他醫師的建議並不是壞事。不過應**先與主治醫師充分溝通，了解治療方案，這點非常重要**。患者不必有所顧慮，我作為一名醫師，同時也是糖尿病患者，支持「勇於表達自己的看法」的患者！

重點整理

- 盲目接受治療已經是過時的做法。不要對討論自己的治療方案感到顧忌
- 身為患者，可以尋求第二意見。在這種情況下，建議向糖尿病專科醫師諮詢

Hint 78

請不要誤解！什麼時候須要胰島素注射？

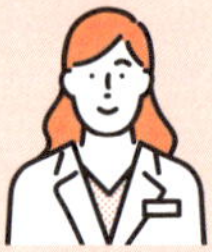

一型糖尿病患者無法分泌胰島素，因此須要每天進行注射來補充胰島素。如果我不進行胰島素注射，將會出現重度的高血糖狀態，並可能導致嚴重的併發症，會影響到性命……這與長期使用類固醇所引起的類固醇糖尿病或切除胰臟的患者情況相似。

即使是二型糖尿病，也有可能在早期治療就使用胰島素。如果血糖控制不佳，像是糖化血色素A1c達到十%以上，就可能會出現胰島素分泌障礙或胰島素抵抗，這樣會進一步加劇高血糖，**進入「糖毒性」的惡性循環**。在這樣的情況下，口服藥物可能無法有效控制血糖，**因此會使用胰島素注射來減輕胰臟的負擔，讓胰臟休息**。這樣一來，**糖毒性會得到解除，恢復胰島素分泌能力，之後也有可能再轉為口服藥物治療**。

此外，在二型糖尿病中，如果長期的血糖控制不良導致胰島素分泌枯竭（或減少），此時

■ 糖毒性的惡性循環

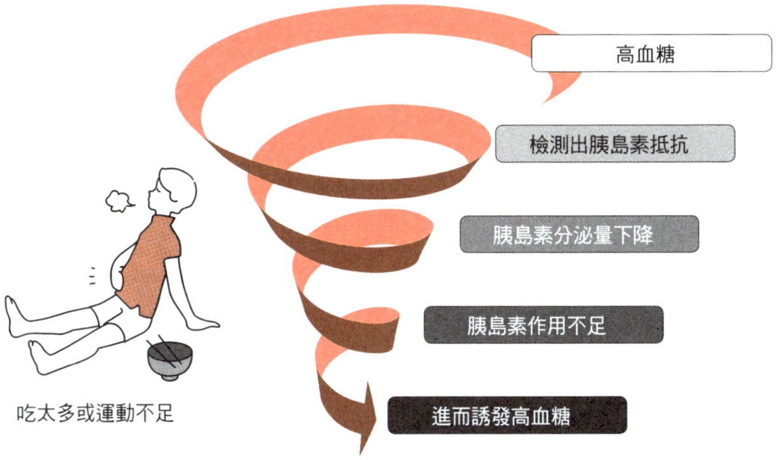

參考：https://hatchobori.jp/blog/5974

只能選用胰島素，或者在預防心肌梗塞等病後的復發時，也會使用胰島素注射進行治療。當尿液或血液中出現酮體，進入了酮症，「推薦使用胰島素」，而當酮症惡化，血液呈現酸性，形成糖尿病酮酸中毒，就會對生命構成威脅，因此「必須使用胰島素」。

重點整理

- 為了解除第二型糖尿病的糖毒性，也是有早期治療就使用胰島素的
- 長期血糖控制不佳造成胰島素分泌枯竭的情況，也要使用胰島素治療

Hint 79

胰島素注射的優點與缺點

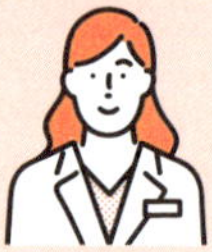

胰島素的分泌分為兩種，一是全天幾乎保持穩定分泌的「基礎分泌」，另一種是根據進食等因素引起血糖升高時分泌的「追加分泌」。一型糖尿病患者兩種分泌都不存在，所以必須依賴注射胰島素來維持血糖控制。

胰島素注射治療的目標是重現健康者的胰島素分泌模式。根據患者的情況，可以選擇一種或兩種胰島素，每天注射一到四次來控制血糖。**胰島素治療的優點在於其降低血糖的效果非常強**，且不像口服藥物那樣會出現明顯的個體差異（除非患者對胰島素產生抗體）。此外，開始使用胰島素注射後，可以用自宅血糖測量機器來幫助患者更好地進行血糖管理。

缺點則是有引起低血糖的風險。除此之外還有食慾增加、體重增加、高額醫療費、時間精力、疼痛、旅遊及外食時要格外注意、他人的眼光……等等不勝枚舉。**最大的缺點應該就是**

■ 健康人與第1型、第2型糖尿病患者的胰島素分泌情形

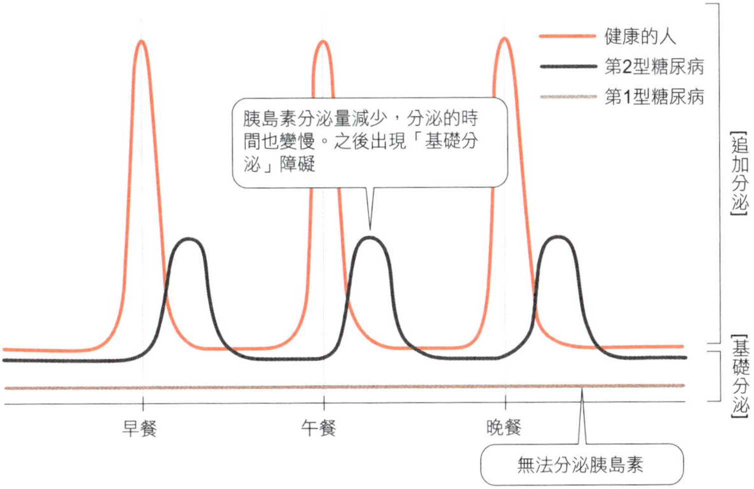

費用了。與僅使用口服藥物的治療相比，還有血糖測量儀的費用等。患者可以與醫師討論，使用仿製胰島素或減少血糖測量的次數等，以找到最佳的治療方案。

重點整理

- 優點是降低血糖值的效果
- 最大的缺點是費用。比起口服藥要花更多錢，請與醫師討論最佳治療法

Hint 80

「要注射一輩子胰島素？」這是天大的誤解！

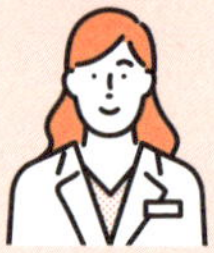

許多患者會問：「胰島素要注射一輩子吧？」對此，我多次發出驚訝的聲音。**胰島素注射不是治療糖尿病的最終手段！**身為第一型糖尿病的我，多虧胰島素注射才能健康的活到現在。若有人對胰島素注射有不好的印象，我多少感到有些惋惜。因此我要在這裡大聲疾呼：「胰島素注射不是治療糖尿病的最終手段！」

許多人使用胰島素注射進行治療後，最終能改善血糖值，甚至不再需要口服藥物。關鍵是在適當的時機使用胰島素注射，這正是糖尿病專科醫師發揮專業能力的地方。多數患者明明去就診了，但為何不相信花了許多時間及精力成為糖尿病專業的主治醫師，接受胰島素注射呢？而且令人驚訝的是，多數患者在接受胰島素治療後，發現到自己並不須要「終身注射胰島素」，並且隨著糖化血紅色素A1c的穩定，也會減輕定期檢查帶來的壓力。

第二型糖尿病是糖化血色素A1c達到十％以上，血糖控制情況不佳才須要注射胰島素。當血糖過高，會出現「糖毒性」，即胰島素分泌和胰島素感受性不好，使得口服藥物的效果減弱。此時，使用胰島素注射可以解除糖毒性。而且，如果是剛發病的糖尿病患者，早期使用胰島素幫助胰臟休息，能使胰島素分泌能力恢復，之後可以轉用口服藥或甚至不需要藥物治療。當第二型糖尿病患者長期血糖控制不良，確實可能會一直須要注射胰島素。但我認為，如果透過胰島素注射能夠控制血糖，並避免並引起併發症，雖然會增加支出，但也不全然是件壞事。

重點整理

- 在適當的時間使用胰島素，就不用「一生」使用
- 儘早注射胰島素讓胰臟休息，就有機會轉為使用口服藥

Hint 81

注射胰島素會提升罹癌風險是真的嗎？

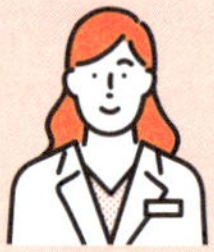

正如之前提到的，糖尿病患者（主要是第二型糖尿病）罹患癌症的風險比非糖尿病患者更高。其中一個原因是「血液中的胰島素濃度較高」。

說到這裡，可能有人會擔心：**「那麼，使用胰島素注射會不會更提高罹癌風險呢？」**我先回答：

「這種擔心是沒有必要的。」

罹患糖尿病後，即使胰臟分泌胰島素到血液中，由於身體的胰島素感受性降低，胰島素無法有效地降低血糖，這種狀態稱為「胰島素阻抗性」。如果這種情況持續下去，胰臟會試圖分泌更多的胰島素來降低血糖，導致血液中的胰島素濃度上升，形成「高胰島素血症」。由於胰島素具有促進細胞增殖的作用，因此當胰島素濃度過高，可能會加速癌細胞的增殖，提高罹癌

■ 罹患高胰島素血症後，會引起癌化

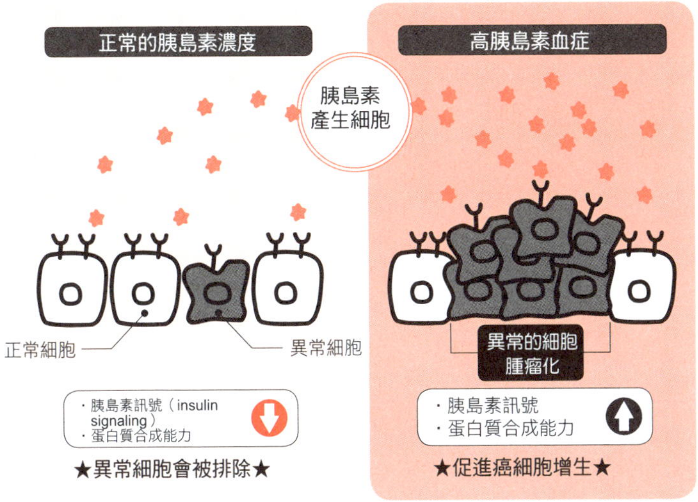

參考：https://dm-net.co.jp/calendar/2020/030100.php

的風險。

然而，這並不代表這種情況同樣適用於胰島素注射。**根據各項研究結果，已經確認胰島素注射與癌症風險無關。**相較之下，更重要的是透過胰島素注射來穩定血糖，維持健康。

重點整理

- 因糖尿病使罹癌風險上升，稱為「高胰島素血症」
- 普遍認為注射胰島素不會提升罹癌風險

Hint 82

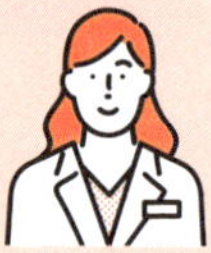

令人期待！新型「胰島素藥」創造的未來

胰島素的投藥方式經過多種嘗試，如今主要是使用一次性筆式注射器進行皮下注射。然而，許多人對於針刺時的疼痛以及繁瑣的操作步驟感到抗拒。特別是對於兒童和老年人來說，不僅患者本人，連同其照護者或看護者都會承受相當大的負擔。

二〇〇六年，美國推出了一種吸入式的胰島素，是款倍受期待的「胰島素藥物」。然而，其效果和費用、操作的麻煩性以及事前檢查的繁瑣等問題，使得該產品在次年便停止發售。此後，關於「胰島素藥物」的研究仍在不斷進行中，**目前最受關注的是口服胰島素**。二〇二一年，皮下注射的糖尿病治療藥物GLP-1受體促效劑的口服藥物（glucagon-like peptide-1 receptor agonist）問世，大大減輕了患者的負擔。如果未來能夠有像如同注射效果的口服胰島素，對於世界各地每天努力進行胰島素注射的糖尿病患者來說，將是嶄新的一頁。

現在，正在研究一種每週注射一次即可發揮效果的胰島素製劑。目前市場上的胰島素注射劑，其作用時間從兩至三小時到四十二小時不等。如果能實現每週注射一次，將大大減少兒童、高齡者和家庭的負擔。然而，現階段仍存在胰島素在血中濃度不穩定等問題，須要進一步的改進。令人驚訝的是，還有一種能根據血糖變化來調整效果的胰島素正在開發中。這樣，未來或許每個人都能簡單地調整胰島素的劑量。全球各地的研究者都在致力於開發更加簡單且有效的胰島素。我們應該感謝這些努力的研究者，並在等待這些新型「胰島素藥物」問世的同時，積極改善自己的血糖值，以便能在未來受益於這些創新的治療。

重點整理

- 現在正在研究一款一週口服一次的「胰島素藥物」製劑
- 期待開發出能根據血糖值變化發揮效果的胰島素吧！

Hint 83

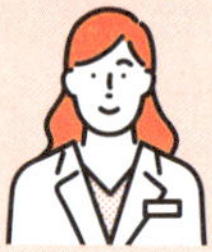

現在正受歡迎！「GLP-1受體促效劑」的減重效果也能改善糖尿病以外的疾病

GLP-1受體促效劑是一種促進胰島素分泌以降低血糖的皮下注射製劑。這種藥物在空腹時不會發揮作用，只有在進食後血糖上升時才會起效，因此不容易引發低血糖。它不僅能促進胰臟的β細胞分泌胰島素、保護心血管，還能抑制升高血糖的胰高血糖素分泌，擁有多重效果。然而，**這款藥物最受關注的原因，無疑是它的減重效果**。我的一些患者減重了十至二十公斤，也改善了糖尿病以外的生活習慣病。它通過減緩胃腸運動來延長飽腹感，並作用於大腦抑制食慾，同時還能促進脂肪燃燒，使體重更容易減輕。

這種藥物的副作用包括胸口灼熱、便秘、腹瀉等消化系統症狀，但大多數情況下，這些症狀會隨著時間的推移而習慣並減輕。**由於它的血糖改善效果非常強，一些患者甚至可以從胰島素注射轉換到使用這種藥物。**

■ **GLP-1受體促效劑的影響**

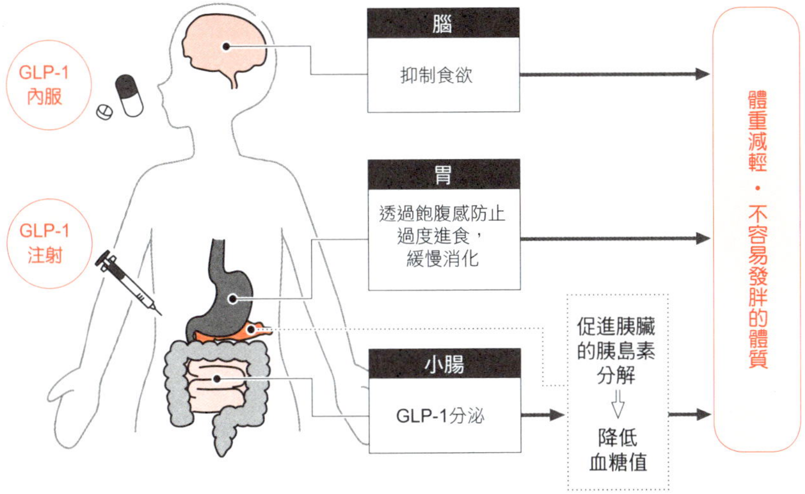

參考：https://www.takasu.co.jp/operation/diet/glp_1.html

事實上，二〇二三年二月起即將開始販售減重效果顯著的GIP／GLP-1受體促效劑。這是一種被認為可以同時發揮補充GLP-1受體促效劑效果的荷爾蒙——GIP的藥物（能減少食物攝取量並增加能量消耗），對糖和體重會產生更大的影響，我對此也感到期待。

重點整理

- GLP-1受體促效劑是能改善血糖和有減重效果的最新治療藥物
- 期待減重效果顯著的GIP／GLP-1受體促效劑登場

Hint 84

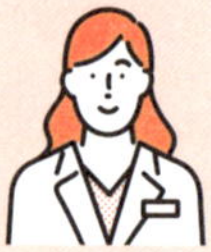

多方面都很可靠的「SGLT2抑制劑」是什麼？

SGLT2抑制劑是讓糖藉由尿排出，使血糖下降的藥品。

通常當血糖值超過約一八〇mg／dL，糖分會從尿液中排出。而這種藥物可降低該閾值，使糖更容易從尿液中排出。通過抑制腎臟近端腎小管對糖的再吸收來增加尿糖的排泄量，從而降低血糖值，而不依賴胰島素。因此，根據種類不同，部分藥物也適用於無胰島素分泌的第一型糖尿病。在日本，該藥物在新處方的糖尿病治療藥物中排名第二，整體處方數量則位居第三，可見其受歡迎程度。

服用此藥後，一天約有六十～一〇〇克（約二四〇～四〇〇卡）的糖分會經由尿液排出，因此平均可期待約有三公斤的減重效果。該藥物還具有改善脂肪肝和高血壓的優點。此外，還有保護腎臟的作用，以及降低罹患心血管疾病與心臟衰竭的風險。

■ SGLT2抑制劑的作用

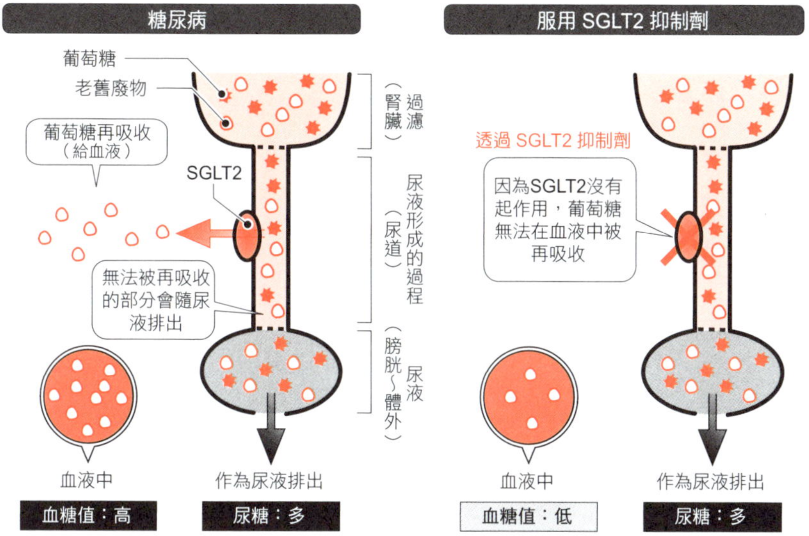

參考：http://www.himonyadayori.com/medical.page/201405

副作用是由於尿糖增加，細菌較容易繁殖，因此膀胱炎的發生率較高，特別是女性須格外注意。

由於尿量增加，若未能補充足夠的水分，可能會導致脫水，因此不適合高齡者使用。

因為這個藥物具有多項優點，作為糖尿病治療藥物的需求預計將進一步增加。

重點整理

- SGLT2抑制劑讓糖藉由尿排出，具有改善血糖值與減重的效果
- 即使糖尿病患者併發了常見的慢性腎臟病與心臟衰竭也適用

Hint 85

由於具有多方面的優點而被依賴與DPP-4抑制劑的相處方法

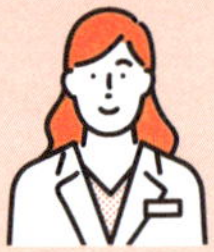

DPP-4抑制劑自二〇〇九年上市以來，在效果和安全性方面的表現都**成為了日本國內新型糖尿病治療藥物中的第一名**。除了能有效降低血糖值，該藥物的優點還包括服用時間不受用餐時間限制，每天只須服用一次或兩次且不會引起低血糖，也不用擔心因藥物副作用而導致體重增加，並且具有保護胰臟的作用。

大家可能會想「那麼，DPP-4是什麼呢？」**DPP-4是一種荷爾蒙，是用餐時從小腸分泌並分解促使胰臟分泌胰島素的荷爾蒙「腸泌素」**。也就是說，DPP-4的作用就是停止腸泌素的效果。由於DPP-4的作用，腸泌素的效果只能持續幾分鐘。糖尿病患者們可能會想：「DPP-4給我停下來！」因此，為了抑制DPP-4的作用，讓腸泌素能夠充分發揮促進胰島素分泌的效果，就誕生了「DPP-4抑制劑」。而且，DPP-4抑制劑的作用如前

■ DPP-4 抑制劑的作用

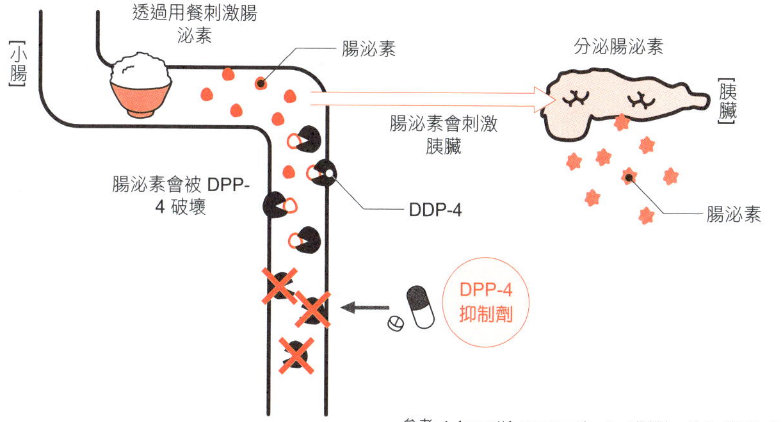

參考：https://d-report.net/content/003/medicine01.html

述，範圍很廣。

為了解除由高血糖引起的糖毒性，有時會使用胰島素注射。此時，通過併用DPP-4抑制劑，**可以更快停止使用胰島素注射，並順利轉成用口服藥物**，這使它成為一個非常可靠的藥物。

重點整理

- DPP-4抑制劑的作用是持續促進腸泌素的胰島素分泌作用
- 它的優點包括不會引起低血糖，且不會導致體重增加

Hint 86

糖尿病預備軍也能用的藥 與α-葡萄糖苷酶抑制劑的相處方式

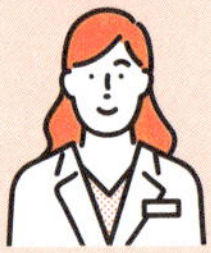

α-葡萄糖苷酶抑制劑（α-G1）用一句話來說就是「抑制糖吸收」的藥。

透過食物攝取的碳水化合物，會在口及胃被消化酵素分解，最終由小腸上皮細胞吸收，並透過血液循環到達全身。在小腸中，*α*-葡萄糖苷酶這種酵素會將碳水化合物分解成葡萄糖並進行吸收。然而，通過抑制*α*-葡萄糖苷酶的活性，可以減少糖分的吸收，緩解餐後血糖值上升。此外，這也能抑制胰島素過度分泌，有助於改善餐後高血糖。

另外，因為也有促進GLP-1分泌的效果，能夠期待具有保護胰臟、心血管、減重等效果。但是，因為效果緩慢，一餐的食量較大或糖化血色素A1c八%以上的人，無法期待能發揮顯著的效果。比較適用於糖化血色素A1c在七%範圍內並遵守飲食療法的餐後高血糖患者。這類藥物的缺點是要在餐前服用，容易會忘記服藥。此外，可能會引起脹氣、腹瀉和放

■ α-葡萄糖苷酶抑制劑的作用

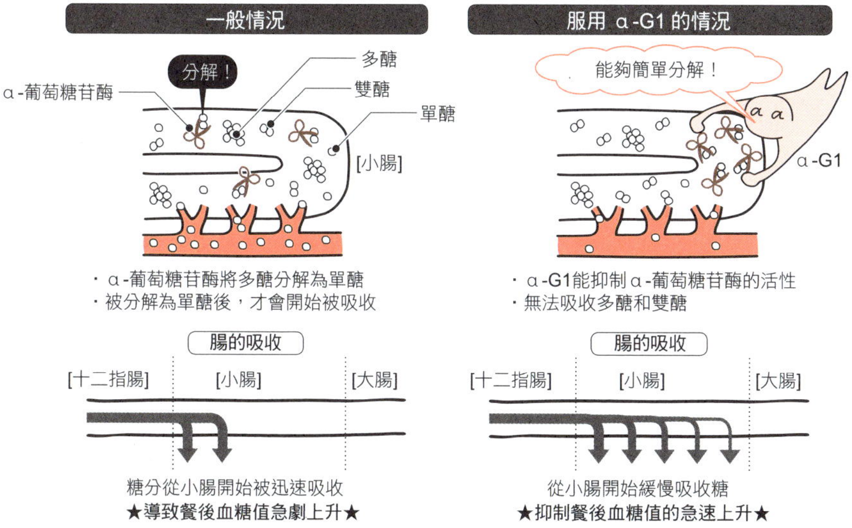

參考：https://dm.medimag.jp/column/22_1.html

屁等副作用，但大多數人在約一週後就會逐漸習慣。

糖尿病預備軍族群也適用於α-葡萄糖苷酶抑制劑，能有助抑制糖尿病的進展，有在注射胰島素的第一型糖尿病患者也適用。**此藥可廣泛應用於血糖控制佳且有餐後高血糖的人。**

重點整理

- 對糖化血色素A1c在七%範圍內、食量不大的人有效果
- 糖尿病預備軍也適用，有抑制糖尿病進展的效果

Hint 87

改善早晨的血糖！有效運用雙胍類藥物，是糖尿病專科醫師的專業技能

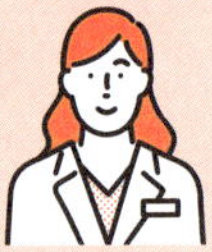

雙胍類（biguanides）藥物是能夠改善胰島素抵抗的藥物，不管是否肥胖都能發揮效果是這個藥物的特徵。它會促進肌肉細胞裡的GLUT4（葡萄糖轉運蛋白）往細胞表面移動，將血液中的葡萄糖輸送進細胞內，降低血糖值。這與運動改善血糖值的機制相同。

此外，還能抑制肝臟的糖質新生，降低夜間至清晨的血糖值。若早晚服用，能有效改善晨間空腹血糖。可實際情況是，許多人容易忘記在晚上服藥……。這款藥物正是要在晚上服用，因此，若是處方用藥，請務必按時服用。

最近研究指出，此藥能將葡萄糖排出至糞便中，促進GLP-1的分泌。此外，也有許多數據顯示，這類藥物可能具有抑制大腸癌和肝癌的作用。儘管這類藥物早在一九六〇年代問世，但由於不斷有新發現，因此被稱為「古老又嶄新的藥物」。

■ 雙胍類藥物的作用

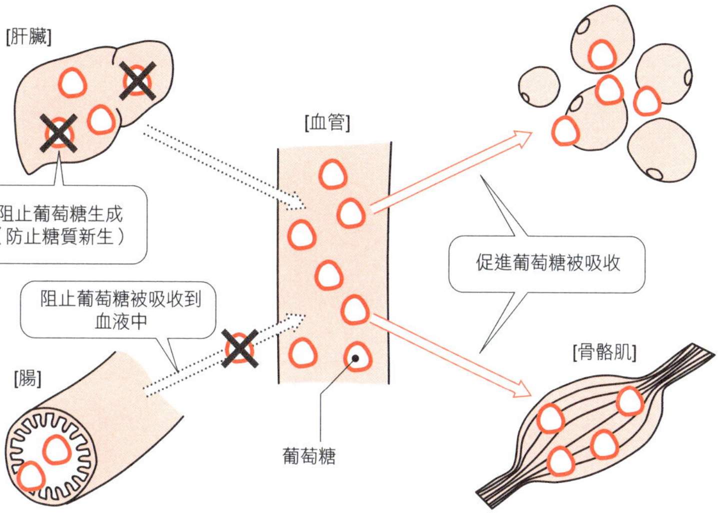

參考 ： Diabetes Care 15 755,1992 Drugs 49 721,1995

這種藥物的另一個特徵是**量越多效果越好**，一天最多可使用兩千兩百五十毫克。

然而，由於有引起胃腸不適的副作用，且若發生乳酸性酸中毒會相當危險，再加上難以開藥給高齡患者等因素，因此，唯有能夠綜合評估糖尿病治療方案的專科醫師才能開立最大劑量。

重點整理

- 是改善胰島素抵抗的藥，不管有沒有肥胖情況都能降低血糖值
- 腸泌素（GLP-1）增加，有抑制癌症的效果等許多優點

Hint 88

糖尿病專科醫師是守護患者腎臟最後的堡壘！保護腎臟的藥

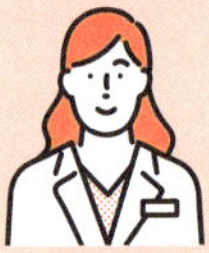

在日本，透析（洗腎）的第一名原因是糖尿病（腎病）。

腎病是糖尿病的三大併發症之一，隨著病情惡化，腎臟功能會逐漸下降，無法有效排除體內多餘的水分和廢物，導致出現水腫、疲倦等各種症狀。在早期，可能會出現少量尿蛋白，並且在一般的尿液檢查中顯示為尿蛋白（＋）。**但如果在此階段積極「改善血糖控制」「穩定血壓」「減少鹽分攝取」，就可以防止尿蛋白的增加，並防止腎功能進一步惡化。**

可實際上，即便是尿蛋白（－），也可能是早期腎病，因此糖尿病專科醫師會通過「尿中微量白蛋白」這項檢查來監測病情。尿蛋白增加，接著顯示腎機能狀態的Ｃｒ（肌酸酐）上升，最後要透過人工的方式來補足腎臟機能，也就是「透析治療」。洗腎有不同種類，大多都是血液透析，這種治療每週要進行三次，每次四小時，無可避免地會對患者造成身心上的負擔，也會對家人產生較大的壓力。我認為，糖尿病專科醫師的責任就是盡量避免患者進入透析階段，或者即使必須透析，也應該延長這一過程。

針對腎臟病的藥物治療，主要是使用具有保護腎作用的高血壓藥物。這些藥物從以前就被用來減少尿蛋白，抑制腎臟病的進展，即使血壓並不高，患者也會為了保護腎臟而服用。然而，對於已經出現肌酸酐（Cr）升高的患者，這些藥物有可能加重腎功能的惡化……。近年來，幾種具有腎保護作用的SGLT2抑制劑問世，這些新藥在治療第二型糖尿病和腎臟病方面都有顯著效果，並且擴展了治療的選擇範圍。糖尿病專科醫師會根據腎臟功能選擇適合的藥物來進行治療，因此患者也應該積極管理自己的血糖、血壓，並減少鹽分攝取，做好自己能做的努力，一起與醫師做好防治。

重點整理

- 糖尿病專科醫師會透過「尿中微量白蛋白」這項檢查來監測腎臟功能
- 除了依賴藥物，還要努力控制血糖和血壓，減少鹽分攝取

第5章

與醫師正確相處的方法

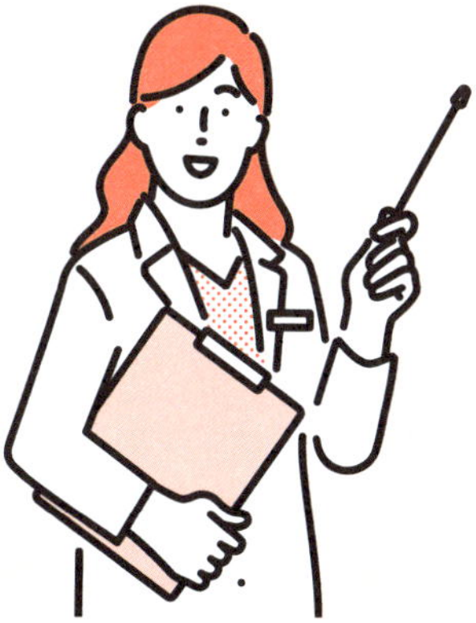

Hint 89

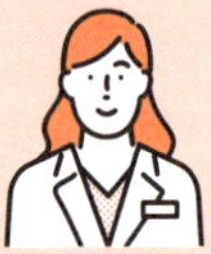

糖尿病專科醫師是？①

糖尿病專科醫正確來說是通過內科醫師資格並學習糖尿病專業知識後就能被稱為糖尿病專科醫師。回想起來，那是讓人頭昏眼花的艱難日子，真的是「血與汗的結晶」啊。

糖尿病專科醫師與其他內科醫師有很多不同之處。首先，糖尿病的預防是專科醫師特有的工作。對於被懷疑為糖尿病預備軍的人，或是根據糖化血色素Ａ１ｃ及空腹血糖值來看似乎不是糖尿病的人（隱性糖尿病），會進行葡萄糖耐糖試驗，以診斷糖尿病並推測未來的胰島素分泌能力。**葡萄糖耐糖試驗是一項重要且有用的檢查，但只有糖尿病專科醫師才能執行。**

從糖尿病的預防、診斷到藥物治療等各方面，到管理患者的身體狀況，都要依靠糖尿病專科醫師的專業知識與診療能力。不管是細微的分析還是治療，都只有糖尿病醫師能做。糖尿病醫師會憑藉豐富的治療經驗，根據胰島素分泌能力、血糖值、糖化血色素Ａ１ｃ、年齡、體格、肝腎功能及併發症等因素，選擇並提供最適合的藥物。

與降低血糖值同樣重要的事是避免引起併發症，並減緩其進展。最要注意的事情是避免因罹患糖尿病腎病變而洗腎。醫師要透過定期尿液檢查來及早發現患者有無糖尿病腎病變，並透過生活指導及藥物改善。近來，針對糖尿病腎病變的藥物也開始問世，令人倍感期待。

糖尿病專科醫師也無法直接發現或治療的唯一併發症便是糖尿病視網膜病變。因此，專科醫師的另一項重要工作是鼓勵患者定期就診眼科，掌握眼部併發症的狀況（患者已有視網膜病變的情況下，若突然改善糖化血色素 A1c 值，可能會導致病情惡化）。

糖尿病專科醫師，顧名思義，是糖尿病領域的專業人士。所以請務必找到值得信賴的專科醫師，以獲得最佳的治療與照護。

重點整理

- 糖尿病專科醫師會管理患者整體的身體狀況，擁有專業的知識與治療能力
- 糖尿病專科醫師的專業度高、治療經驗豐富，會對糖尿病進行細微的分析及治療

Hint 90

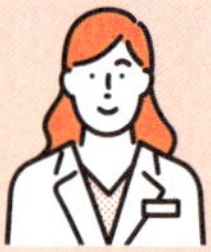

糖尿病專科醫師是？②

糖尿病專科醫師的工作是幫助患者維持良好的血糖控制，並防止併發症的發生。若患者有其他病史，或糖尿病病程較長，血糖控制將更困難，併發症的風險也較高，因此要調整必須的檢查與藥物。糖尿病專科醫師會綜合考量患者的年齡、飲食、運動等生活習慣，是否有併發其他疾病，腎臟與肝臟的狀況、視網膜病變的程度、胰島素分泌能力、是否飲酒、糖尿病的家族史，甚至經濟狀況是否希望節省醫療費用等，來選擇最合適的藥物。

能否努力維持飲食與運動，與個人的性格息息相關。因此，除了關注血糖值的變化，在定期診察時，醫師透過問診觀察患者的狀況也相當重要。基於這些綜合考量，糖尿病專科醫師能夠為每位患者制定最適合的治療方案，這正是我們的強項。單純地一直對患者說「加油」，並不能真正幫助他們降低血糖值。

一般內科醫師也經常會診療糖尿病患者，但是俗話說：「術業有專攻」，**我認為被診斷為糖尿病後的血糖控制、併發症管理以及健康壽命的維持，還是應該交給糖尿病專科醫師來負責**。這並不是在批評或否定一般內科醫師，但許多轉診到我這裡的患者，常見的問題包括「血糖數值與所服用的藥物不匹配」「使用的是較少使用的舊型藥物，可能對身體造成不良影響」「胰島素的種類或劑量不合適，導致頻繁低血糖」「腎臟病惡化，但患者並未被告知」等。對患者而言，這些發現往往令人錯愕，一時難以理解或接受，因此，我們會花時間詳細說明，逐步調整藥物，例如更換適合的藥物或調整降低尿蛋白的藥物，以確保治療的最佳效果。

偷偷說……**如果選擇醫師的標準只是「離家近的內科診所」或「名氣大的醫師」，可能會讓你後悔。糖尿病還是應該與糖尿病專科醫師攜手進行，才能確保最好的照護與控制。**

重點整理

- 糖尿病專科醫師會綜合評估每位患者的狀況，制定適合的治療方針
- 選擇糖尿病醫師時，應關注對方是否為「糖尿病專科醫師」，而非單純考量醫師的年齡或性別

Hint 91

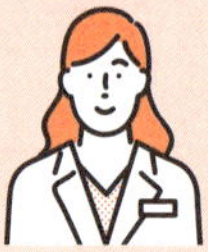

多發生於四十多歲男性「又來了詐欺師」是什麼？

罹患糖尿病後，為了讓血糖維持穩定、避免併發症，「定期回診」是絕對必要的。然而，許多患者因為沒有明顯自覺症狀，便憑藉毫無根據的「我應該沒事」這種自我判斷，選擇不再回診。這種情況特別常見於「四十多歲的男性」患者。對此，我懷著愛意給他們取了一個叫「又來了詐欺師」的綽號。他們總是說：「我下次一定來！」結果還是沒來……。這怎麼看都像那些「表面上說再也不劈腿了，卻依舊花心的男人」。儘管如此，每當他們偶爾又回來看診，我還是會感到開心（笑）。

然而，**不斷中斷回診的結果，通常就是糖尿病惡化**。很多患者隔了幾個月，甚至幾年後才回診，檢測後血糖值飆升，結果必須立刻開始胰島素注射。即使只是久違地回診並重新服用口服藥，血糖值往往也不像以前那樣容易下降。**當「又來了詐欺師」的次數越多，血糖難以控制**

的機率就越高。當血糖長期偏高，胰臟的負擔會加重，使口服藥的效果逐漸變差。當然，醫師會調整藥物，努力幫助患者降低血糖，但最後，許多患者還是免不了要依賴胰島素注射來穩定病情……

而且，**中斷回診的時間越長，血糖過高的時間也會隨之延長，這樣各種併發症的風險就會顯著增加**。尤其可怕的是視網膜病變。「又來了詐欺師」的患者，通常也不太去看眼科。結果，當糖尿病藥物重新使用，血糖急劇下降，可能就會導致視網膜病變惡化。

我理解「又來了詐欺師」們可能因為年紀較大、生活忙碌而無法定期回診，但如果考慮到胰島素注射的麻煩或須要頻繁跑多家醫院的困擾，其實定期回診並進行糖尿病治療，以時間效率來看，會是一個更好的選擇。

重點整理

- 反覆中斷回診會使糖尿病病情惡化，內服藥的效果也會減退
- 中斷回診會拉長血糖值較高的狀況，也提高罹患視網膜病變等各種疾病的風險

Hint 92

罹患糖尿病不是你的錯！

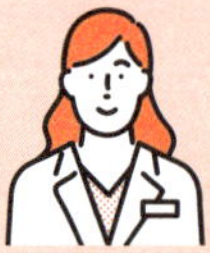

確實，人們對於糖尿病，特別是第二型糖尿病的偏見至今仍然存在。很多人會認為，這是因為自己吃喝過度、過度放縱所造成的結果，這種想法讓人感到不公平。我也能理解，因為我在十一歲被診斷為第一型糖尿病時，也曾面對與第二型糖尿病患者相同的偏見，我當時的感受非常悲傷。因此，坦白說，曾經有一段時間，我對第二型糖尿病患者也沒有太多正面感情。

但是自從成為糖尿病專科醫師，與第二型糖尿病患者接觸後，我察覺到了自己對第二型糖尿病患者的誤會，並深刻進行了反省。而且，我對每一位患者都充滿敬意，並在治療過程中耐心聆聽每個人的話語。每個人都有自己獨特的魅力，值得我們尊重。

確實，罹患第二型糖尿病的原因之一與飲食過量和運動不足有關，而這些往往與**「過度的壓力」**密切相關。造成壓力的因素有很多，包括長時間工作引起的身體疲勞、各種騷擾或人際關係問題帶來的心理壓力等外部環境因素。此外，像是單親育兒、兼顧家庭與工作，以及老人照護等問題，也可能是壓力的來源。

二〇一四年，德國發表了一項針對五千三百三十七名勞動者進行平均十三年追蹤的調查，結果顯示，**職場中工作要求過高且承受強大壓力的人，其第二型糖尿病的發病風險比沒有這些壓力的人高出四十五％**。此外，二〇一三年在加拿大進行的一項針對七千四百四十三名女性進行的平均九年的追蹤調查發現，工作壓力大的女性，其第二型糖尿病的發病風險是其他女性的兩倍。

重點整理

- 「過度的壓力」也是罹患第二型糖尿病的主要原因之一
- 社會將須要更加關注並支持那些心理或身體上處於脆弱狀態的人

Hint 93

不要找這類醫師比較好①
不在意糖尿病併發症的醫師

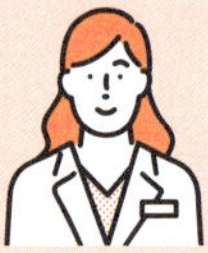

選擇醫師是患者的權利。選擇去哪家醫院，選擇哪位醫師進行診療，有時候會對一個人的未來產生重大影響。當然，發燒時能夠前往附近的醫院，或是工作休息時間能夠方便去附近的診所等這些「附近的醫院」確實非常方便且值得感激。然而，由於糖尿病須要長期治療，且隨著病情變化要做出精確的應對，所以必須改善血糖與預防併發症。因此我想強調，選擇醫師必須謹慎。

當然，如果由我來說「這樣的醫師最好！」會受到我個人喜好的影響，而且可能會陷入追求理想中，因此在這裡，我想說明的是**「應該避免的醫師」特徵**（以下所述，僅僅是我對關於糖尿病治療「應該避免」的個人看法，並非批評糖尿病專科醫師以外的醫師）。

首先，治療糖尿病時，最要注意的就是糖尿病的三大併發症：糖尿病神經病變、糖尿病視網膜病變和糖尿病腎病變。醫師不僅須要關注血糖值和糖化血色素A1c等血液檢查數值，更要對這三大併發症的早期跡象保持高度警覺。

其中，預防糖尿病腎病變的檢查與治療最重要。透過定期尿液檢查，可以及早發現糖尿病腎病變，並進行生活方式指導或調整藥物以獲得改善。一般尿液檢查可以檢測是否有尿蛋白，但進一步分析尿蛋白數值，能更早期發現腎病變，並使用改善血糖控制或降低尿蛋白的藥物來治療。也就是說，「不進行尿液檢查的醫師是不行的」。

關於糖尿病視網膜病變，這屬於眼科的範疇。值得信賴的醫師會「確認並掌握患者的糖化血色素A1c值」，並「檢查眼睛狀況，根據情況決定眼底檢查*的頻率」。如果眼科醫師未告知「下一次眼底檢查的時間」，那麼就要避免選擇這位醫師。

重點整理

- 三大併發症中，預防糖尿病腎病變是最重要的。不做尿液檢測的醫師NG
- 關於眼底檢查，沒有告知下次回診時間的眼科醫師NG

*註：眼底檢查最重要的意義是檢查眼底是否有病變，例如視網膜剝離、視神經炎、黃斑部病變、青光眼等。

Hint 94

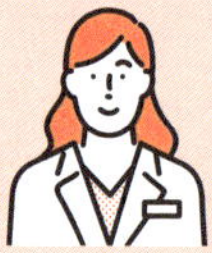

不要找這類醫師比較好② 只說「要瘦一點」的醫師

那麼，「要避免比較好的醫師」第二彈是**只說「要瘦一點」的醫師**。

確實，身體肥胖時，脂肪會影響胰島素的作用。如果透過飲食和運動成功減肥，胰島素的作用會得到改善，這樣可以減少胰臟的負擔，同時也能幫助控制血糖。在我的診所中，也有大約一成的患者通過減肥，成功減少或停用糖尿病藥物，並進行定期觀察就好。然而，請不要誤解了「減肥就能治癒糖尿病」這一觀點。減肥並不等於糖尿病被治癒，而是通過減肥，變成「能夠控制血糖」的狀態。

確實，在第二型糖尿病的早期，可以透過飲食和運動有效降低血糖。但如果這些方法無法控制血糖值，我認為就應該使用藥物。雖然有些患者堅持不想服藥，但高血糖所帶來的併發症風險更加可怕。因此，如果已經過了飲食和運動還能控制血糖的初期階段，而醫師卻不提出藥物建議，或只是單純告訴患者要減肥，就「應該避免」選擇這樣的醫師。

雖然現在這樣的情況已經較少見，但仍然應避免選擇那些建議「嚴格限制碳水化合物攝取」的醫師。已有許多研究顯示，過度限制碳水化合物會提高死亡率。這樣的飲食方式可能會導致攝取過多的鹽分、脂肪和蛋白質，從而增加罹患高血壓、異常血脂症及糖尿病腎病變等併發症的風險。而且最重要的是，碳水化合物很美味（笑）。如果完全不吃，會降低用餐的滿足感，最終可能會引發暴飲暴食，這也是令人恐懼的一點。最佳的飲食方式是細嚼慢嚥、享受每一口飯菜才是最好的飲食方式。

重點整理

- 只說「要變瘦一點」的醫師或沒有提出藥物控制的醫師是NG的
- 嚴格限制碳水化合物會增加罹患高血壓或異常血脂症、糖尿病腎病變的風險

Hint

95

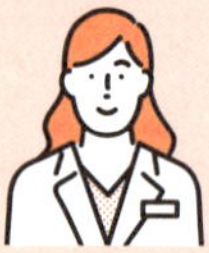

不要找這類醫師比較好③
沒說「下次再來回診」的醫師

「要避免比較好的醫師」第三彈是，**那些沒有說「下次再來回診」的醫師**。

如同之前所提，糖尿病是一個要長期治療的疾病。雖然有時候血糖控制會達到穩定，進入緩解狀態，但並不代表完全治癒。因為暴飲暴食、過度壓力或體重增加等因素可能會再次導致血糖升高，即使血糖控制良好，也須要定期進行血液檢查，確認相關數值。如果不這麼做，糖化血色素Ａ１ｃ可能會在不知不覺中上升……。所以，一旦被診斷出糖尿病的患者，即使血糖數值暫時改善了，也不應該聽信醫師說「已經不用再來回診了」這種話。這樣的醫師並不是溫柔，而要被視為「應該避免的醫師」。

此外，以下的說法或許有點刺耳，**但有些醫師看似溫柔，實際上卻是另一種類型「應該避免的醫師」，那就是「不進行檢查或診察，只開藥的醫師」**。

確實，去醫院進行抽血、接受診察、結帳、再去藥局取藥等過程會用去不少時間。許多患者因為工作忙碌或有家庭事務，會要求「只開藥，不要進行檢查」，而有些醫師可能會因為「患者的數值已經穩定」而同意只開藥。對於忙碌的患者來說，這樣的醫師或許看似「方便」，但從治療糖尿病的角度來看，這樣的醫師絕對不能算是「好醫師」。因為，除了持續服藥，最重要的還是要確認血糖值的狀態以及是否有併發症。若想認真治療糖尿病，**「應該避免」選擇輕易就開藥的醫師**。

糖尿病治療的目標是讓患者過上與健康人無異的生活。所以請找到能與你一起攜手合作控制好血糖，並能讓你實現「即使罹患糖尿病也能健康長壽」的醫師吧。

重點整理

- 因為血糖數值一時改善就說出「不用再來看診」的醫師是NG的
- 只開藥，不進行檢查、貪圖「方便的醫師」是NG的

結語

我在孩提時代患上第一型糖尿病後，每天都在哭泣。

「沒想到現在的我居然成了醫師，而且還幫助糖尿病患降低血糖值，人生真的是無法預測啊！」

而如今……想不到我自己竟然寫了本書！能夠有這樣的機會，分享我的經歷、知識以及來自患者的啟發，我感到非常感激。

本書中介紹的重點，主要是針對那些血糖控制較好的患者，特別是糖化血紅色素Ａ１ｃ在七％以內的人。血糖值較高的患者若想在沒有藥物介入的情況下，單純透過在日常飲食中增加某些食物來大幅下降血糖幾乎是不可能的，所以請不要誤解。

雖然我經常被患者問到：「吃什麼能降血糖？」但光是問「吃什麼」這個

問題，基本上就已經走錯方向了。

直接來說，「如果現在已經吃得過多，還想要繼續吃，卻又希望降低血糖，那根本不可能」。有時候我會忍不住想把這些話說出口（有時真的說出來了）。

雖然罹患了糖尿病為時已晚，但事實上，很多糖尿病患者的血糖之所以偏高，往往是因為食量過大。所以，「如果不再吃這麼多，血糖就會下降！」或許才是正確的做法。總之，必須要有一個觀念是：「每天的飲食量是三餐加上十克以下的點心，其他就不要再吃了！」

從經驗來看，我認為非常重要的一點是，醫師建議使用藥物時，首先要學會接受。那些不抗拒、願意接受任何治療建議的患者，血糖值都會降低。

曾經，許多患者即使一開始的糖化血色素（A1c）超過了一〇％，但現在有許多患者都降到了五％到六％之間。他們都是配合度非常高的人！能夠邊和醫師討論邊嘗試各種藥物，是一件非常好的事情。

相反地，那些因藥物費用感到困擾或不願意服藥的患者，很遺憾，血糖值通常也維持在較高的數值。最終，即便使用胰島素注射，也可能無法有效降低血糖，且出現可怕併發症的情況也很常見。

對我這個正在注射胰島素的人來說，我總是想著：「只要吃一顆藥就能穩定，真讓人羨慕啊！」

藥物是很珍貴的，而且並非自然而然就出現的。

我之所以能夠活下來，全靠胰島素注射。如果沒有胰島素，我恐怕早在十一歲時就會撐不過三天而死了。醫學的進步、藥物的誕生，都是無數研究者的努力與許多動物的犧牲換來的。正因如此，我覺得懷著感謝的心情接受藥物治療很重要。已經有在使用藥物的人，也希望能像在用餐前說「我開動了」一樣，在服藥或注射胰島素時，不要忘了懷抱感謝的心情。

糖尿病是討人厭的疾病，要用一生治療。

健康人們習以為常的事情，例如外出用餐、吃甜點、喝酒、飯後躺著休息，這些平凡而理所當然的行為，卻會讓血糖升高。

或許「糖化血色素（A1c）」這個詞已經讓人聽到膩了。而且我們常常只憑這個數值來判斷病情好壞，每次去醫院都像去赴考般，要接受無情的數字審判，真的好讓人沮喪。

但是不論再怎麼想，現實也不會改變。

反正早晚都會死，就在那之前好好享受人生吧！

正因為得了糖尿病，我才深刻體會到人們的溫暖、健康的可貴，以及醫療的珍貴。這不是場面話，正因為有這段經歷，我才能擁有這分幸福。

希望所有與血糖奮戰的各位，都能積極向前，擁有幸福而健康的人生。

95個日常小習慣,穩定血糖, 享受健康人生 /
市原由美江作 ; 陳怡君譯. -- 初版. -- 新北市 :
世茂出版有限公司, 2025.07
面； 公分. --（生活健康 ; B510）
ISBN 978-626-7446-81-2（平裝）

1.CST: 糖尿病

415.85 114005314

生活健康B510

95個日常小習慣，穩定血糖，享受健康人生

作　　者／市原由美江
譯　　者／陳怡君
主　　編／楊鈺儀
封面設計／Lee
出 版 者／世茂出版有限公司
地　　址／(231)新北市新店區民生路19號5樓
電　　話／(02)2218-3277
傳　　真／(02)2218-3239（訂書專線）
劃撥帳號／19911841
戶　　名／世茂出版有限公司
單次郵購總金額未滿500元（含），請加80元掛號費
世茂網站／www.coolbooks.com.tw
排版製版／辰皓國際出版製作有限公司
初版一刷／2025年7月

ISBN／978-626-7446-81-2
EISBN／978-626-7446-79-9（EPUB）978-626-7446-80-5（PDF）
定　　價／360元